河北省社科联社会发展研究课题："复兴梦"视域下的河北省青少年身体素质持续下降预防体系的构建（课题编号：201803040307）

我国青少年体质问题
分析与提高路径研究

李曙刚　著

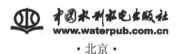

中国水利水电出版社
www.waterpub.com.cn

·北京·

内 容 提 要

本书首先分析了青少年体质的基本内容、我国青少年体质测评以及我国青少年体质健康问题调查与影响因素,然后在此基础上探讨了提高我国青少年体质的路径,具体包括体育运动路径、体育运动方法与手段、运动锻炼指导、家庭路径和学校路径。

总体而言,本书观点新颖,重点突出,结构严谨,内容丰富,具有很强的实用性,对提高我国青少年体质发挥着重要作用,因此值得广大读者阅读和学习。

图书在版编目(CIP)数据

我国青少年体质问题分析与提高路径研究/李曙刚
著.—北京:中国水利水电出版社,2018.9 (2024.1重印)
ISBN 978-7-5170-6968-3

Ⅰ.①我… Ⅱ.①李… Ⅲ.①青少年－体质－研究－
中国 Ⅳ.①R179

中国版本图书馆 CIP 数据核字(2018)第 232404 号

书　　名	我国青少年体质问题分析与提高路径研究 WOGUO QINGSHAONIAN TIZHI WENTI FENXI YU TIGAO LUJING YANJIU
作　　者	李曙刚　著
出版发行	中国水利水电出版社 (北京市海淀区玉渊潭南路 1 号 D 座 100038) 网址:www. waterpub. com. cn E-mail:sales@waterpub. com. cn 电话:(010)68367658(营销中心)
经　　售	北京科水图书销售中心(零售) 电话:(010)88383994、63202643、68545874 全国各地新华书店和相关出版物销售网点
排　　版	北京亚吉飞数码科技有限公司
印　　刷	三河市元兴印务有限公司
规　　格	170mm×240mm　16 开本　16 印张　207 千字
版　　次	2019 年 2 月第 1 版　2024 年 1 月第 2 次印刷
印　　数	0001—2000 册
定　　价	76.00 元

前　言

　　青少年一代素质如何,关系到国家和民族未来。国与国的竞争,说到底是人才的竞争,是国民素质尤其是青少年素质的较量。广大青少年身心健康、体魄强健、意志坚强、充满活力,是一个民族生命力的重要体现,是社会文明进步的显著标志,也是综合国力的本质象征。2000—2014年,我国青少年体质状况动态变化的基本特征是:身体形态生长水平呈现持续增长趋势,肥胖检出率持续上升;肺活量和绝大多数身体素质指标水平在2005年以前多为持续下降,2010年开始止“跌”回升,出现上升拐点。但是,中小学生视力不良检出率仍然居高不下,持续呈现低龄化倾向。另一方面,新时代对青少年体育工作提出了新的要求。实现“两个一百年”的宏伟目标,需要靠德智体全面发展的青少年一代接力奋斗。推动青少年全面发展,我们责无旁贷。人民对美好生活充满向往,希望自己的孩子不要近视、不要未老先衰,我们在学校内、社会上培养青少年的阵地、设施、教练等,还远远满足不了人民对美好生活的向往。体育强国建设也对青少年体育提出了较高的要求。

　　我们要深刻认识体育在青少年成长和全面发展过程中不可替代的作用,增强体育人的使命感和责任感。体育是培养青少年爱国主义和集体主义精神的最有效手段,青少年看到五星红旗升起,国歌响起,会感到国家强大,这比任何爱国主义教育都有效;青少年参加各类集体体育活动,对集体主义精神的培养是刻骨铭心的。体育特别讲规则,可以培养青少年公平、公正守法的强烈意识,从小参加体育比赛讲规则,长大了就会守法律、讲规矩。运动是良方,体育可以使人体魄强健。目前,我们与美国、日本等国家存在很大的差距,美国高中毕业生掌握 3 项体育技能的占 90%以上,我们的大一学生掌握 1 项体育技能的只占 10%左右。体育可以改造、提升国民气质,使人优雅、智慧,参加体育活动并不会耽误学习,反而可以促进身体健康,提高创造活力。体育可以充实青少年的学习生活,避免沉溺网络。当前,亲子教育中,体育占的分量太小,家长领着孩子参加各类补习班,却往往缺少体育运动。在学校教育中,每天运动 1 小时得不到保障。社会体育更是缺失,社区里面普遍缺少青少年体育锻炼的设施,体育部门也没有将校外体育教育的责任真正担当起来。我们要看到自己神圣的责任和存在的差距。

因此,促进更多的青少年积极参与体育锻炼,切实提高青少年体质健康水平,已经成为社会共同关注的话题,也是有关国富民强设计中的题中之义。为此,作者在前期研究河北省社会科学发展研究课题《"复兴梦"视域下的河北省青少年身体素质持续下降预防体系的构建》(课题编号:201803040307)的基础上,进行认真而翔实的梳理。作者作为全国学校体育联盟(教学改革)理事,参与北京市"一校一品"体育教学改革项目指导设计工作,参与了全国学校体育联盟(教学改革)济南市中区和天桥区、南京秦淮区、沈阳浑南区和苏家屯区、内蒙古鄂尔多斯康巴什区和包头九原区、南昌青山湖区、宜昌西陵区、兰州城关区、芜湖弋江区、成都武侯区、四川绵竹市、甘肃庆阳市、厦门北师大海沧附属学校、泰州实验学校、泸州淡思学校、保定实验小学、秦皇岛新一路小学等地的实验区(校)青少年体育调研指导工作。精心撰写了本书,力图为我国青少年体质的提高略尽绵薄之力。

本书共分八章。第一章对青少年体质的相关内容进行了概括论述,便于读者对青少年体质问题有一个基本的了解;第二章对我国青少年体质测评进行了研究;第三章针对我国青少年体质健康问题调查与影响因素进行了分析;第四章探讨了青少年体质健康水平提高的体育运动路径;第五章论述了青少年体质健康水平提高的常见体育运动方法与手段;第六章说明了青少年不同体质群体改善与提升体质的运动锻炼指导;第七章研究了青少年体质健康水平提高的家庭路径;第八章探讨了青少年体质健康水平提高的学校路径。

本书针对我国青少年体质健康问题进行了细致的分析,并提出了提高我国青少年体质的方法与路径,总体呈现以下特点。首先,本书面向社会,针对与国家未来发展有着密切关系的青少年体质这一焦点话题进行了探究,不仅观点新颖,而且重点突出。其次,本书逻辑严谨,结构合理,针对青少年体质问题,提出解决的方法。最后,本书内容丰富翔实,语言通俗易懂,而且图文并茂的分析方式更增添了本书的实用性。本书对提高我国青少年的体质有一定指导作用。

为确保内容的科学性与严谨性,作者在成书过程中参阅了大量专著和文献,并引用了相关专家的一些观点,在此表示诚挚的谢意。因写作水平有限,书中难免有错误与疏漏之处,望广大读者批评指正。

李曙刚

2018 年 8 月于河北科技师范学院

目　录

第一章 概 论

青少年是祖国的未来,增强青少年的体质,促进青少年的身心健康与国家、民族的强盛密切相关。而青少年体质健康现状研究是世界各国研究的重点、难点。本章作为开篇,首先,分析体质、健康、体质与现代健康的关系,进而探讨青少年体质的特征,最后,对国内外青少年体质问题研究现状进行分析。

第一节 体质概述

一、体质的概念

"体质"一词最早源于《黄帝内经》,我国古代对体质的高水平要求是形神合一。随着历史的发展和科学文化的进步,体质的概念更加科学完善,目前公认的观点是,人体的质量。它是通过遗传和后天习得所表现出的人体形态结构、生理功能、身体素质、适应能力和心理因素等综合的、不断发展的、相对稳定的特征。

体质是人进行生命活动、从事劳动工作、开展体育运动的一切基础。体质的范畴主要包括三个方面:形态、机能和心理活动。

体质是一个包括身体素质、心理素质、精神状态以及能适应各种复杂环境的能力的综合概念。体质好的人,精神振奋、精力旺盛、身体健壮,能够适应各种自然环境,并能保持较高的工作效率和学习效率,有较强的应急能力和抵抗疾病的能力。

二、体质的理论基础

体质的范围非常大，涉及很多学科。我国学术界对于体质思想的形成以及理论体系的建立做出了很大的努力，并建立了具有中国特色的体质思想与理论基础，主要包括以下几个方面的内容。

(一)体质人类学

作为一门研究人类的科学，体质人类学一直致力于研究人类的起源与发展，同时，还包括人类所创造的物质文化与精神文化的起源和发展。体质人类学是人类学的有机组成部分，是一门从生物与文化相结合的角度来对人类体质特征在时间与空间上的变化及其发展规律进行研究的科学。体质人类学研究的内容主要涉及三个方面：对人类起源的研究、对人类不同体质特征的形成与分布原理进行研究、对人类的生长、发育、结构、机能等关系进行研究。

(二)医学界的体质观

医学界对于体质的认知与研究起源于对病因等问题的探究，医学界通常认为体质对于人类来说，其研究范畴就是针对人体结构与功能之间的相互关系。因此，体质是指群体或个体受遗传因素或外部环境因素的影响与制约，使得有机体在生长、发育、衰老的过程中形成的结构、机能等相对稳定的状态。这种特有的状态决定了机体生理反应的特异性，机体对某种致病因素的易感性与所产生病变的倾向性。医学界对体质的认识，强调了体质研究的重点是个体的特殊状态，带有共性特征的群体体质是建立在个体特征基础上形成的普遍规律。人体体质的特征开始形成于受精卵时期，同时，伴随个体的生长、发育以及衰老的整个过程，体质形成的机理是遗传与外部环境共同作用的结果。但是，这种定义忽视了心理状态对于体质的作用与影响,认为心理特征是一种心理学范畴与气质的问题,不属于人体体质学研究的范畴。

(三)体育界的体质观

体育界在 20 世纪 80 年代把"体质"一词定义为:体质是人体的质量,它是在遗传性与获得性的基础上表现出来的人体形态结构、生理功能以及心理因素等综合的、相对稳定的特征。这种定义主要包括五个方面的内容:身体的发育水平;身体的机能水平;身体素质以及运动能力水平;心理发育水平;适应能力。对于体育界的体质观来说,其强调如下六个层面。

第一,它较为强调机体是一个统一的、互相联系的整体。

第二,它强调体质是人体与身心两个方面相互联系的结果。

第三,在认可遗传因素对机体作用的基础上,它强调后天塑造的重要作用。对于不同种族、民族、地域以及不同性别、年龄的群体和个体而言,体质的发展不仅具有一定的规律性,同时还存在一定的特殊性,并应该是一个单一的模式。

第四,它对群体与个体进行体质评价,尤其是青少年群体。

第五,它不仅强调身体素质与运动能力是身体发育与生理功能水平的主要外在表现,同时还强调合理的运动能够有效增强体质。

第六,它充分证明体质研究是一个非常复杂、庞大的系统工程,就其研究的内容而言,不同的学科之间相互交叉、相互联系得非常紧密。

体质是个体或者群体在身体形态、生理机能、身体素质以及心理状况等方面的一切生物学特征的总和。这些特征大部分是由遗传因素所决定的,另外还受到外部环境的影响。因此,不同种族、性别与年龄的个体体质所属特征都将以一个完整的生物单元表现出差异,而且一旦越界,个体或者群体的生物特性就会向病理的状态发展变化。由此可知,体质是人类维持健康与实现发展的重要基础。对于体质水平较高的个体或者群体,通常具备以下条件：身体发育好，体格健壮、体型匀称，心血管系统、呼吸系统以及运动系统功能良好；表现出很强的身体活动能力，可以自如应对日常的生活以及学习工作中的体力劳动等；心理发育良好、情绪积极、意志品质好；具备很好的抗干扰能力，对自然、社会环境中所发生的各种突发或者灾难事件具有很强的应对能力。

"体质"是我国体育界关注与研究健康问题的一个独特视角。体质与健康属于人类自身所具备的基本属性，无论是人类所具有的先天遗传还是后天的生活环境都会对其产生一定的影响。从社会发展的角度来分析，国民体质的好坏，不仅是每个人身体健康的问题，同时还是一个关系到国家前途命运的战略性问题。因此，应该不断加强对国民体质与健康的相关研究，以科学的指标对国民体质与健康状况进行评定，从而不断改善并增强国民的体质，这也是每一个体育工作者本身所肩负的历史责任。

总之，体育界对于体质的认识与理解不仅是建立在实践基础上的，同时也是建立在解剖学、生理学、生物化学、医学、心理学以及社会学等众多学科基础理论之上的一门综合性的应用学科。几十年来，我国体育界在增强人民体质的指导下不断实践并探究"体质"的实质。

第二节　体质与现代健康

一、健康的概念

大多数人对健康的理解就是没有疾病、身体强壮、精力充沛，其实这种理解是片面的。《辞海》对健康的定义是："人体各器官系统发育良好，功能正常，体质健壮，精力充沛并且有良好的劳动效能状态"。这些解释都是从生物医学的角度出发，随着社会和医学学科的发展以及人们生活水平的提高，对健康的认识也逐渐深化，人的健康不仅会受到生理方面的影响，而且也会受到社会、心理等方面的制约。世界卫生组织(WHO)明确提出"所谓健康不是单纯地指身体无病或不衰弱,而是不可分割地把身体、精神和社会各方面的内容都包含在内,也即是指一个完美的状态。""身体无病或不衰弱"指身体没有神经与内分泌障碍,心血管、肺、肝、肾、生殖器等重要脏器没有器质性病变。现在,健康的概念又进一步扩展为身体健康、心理健康、道德健康、社会适应能力强。

健康是身体健康、心理健康、道德健康、社会适应能力强的有机统一,是机体的一种正常状态。健康概念的核心是积极主动的掌控健康而不是消极被动的治疗疾病,是人们发展成为身体健康、心理健康、适应社会发展、道德健全的现代公民。

二、现代健康观

1948 年,在世界卫生组织(WHO)颁布的宪章中明确指出了健康的新含义,即健康不仅仅是免于疾病和衰弱,而应该是保持身体上、精神上和社会适应能力方面的完好状态。这一理念的提出改变了人类传统上对健康的认识,它首次将健康与心理的以及社会的因素相联系。具体来看,这个定义包括以下三个方面。

(1)躯体健康。躯体健康是指人的躯体结构完好和生理功能正常,展现出躯体与外部环境之间能够保持相对平衡的状态。

(2)心理健康。心理健康是指人的心理处于完好状态,展现出可以给予自身在各方面的正确定位,能与他人正常交流等。

(3)社会适应能力。社会适应能力是指个人能力可以正常在社会系统内得到充分发挥,可以承担社会中的多种角色,并保持个人行为与社会规范和谐一致。

1989 年,针对健康的概念,世界卫生组织再度进行了新定义,除包括旧定义中的躯体健康、心理健康和社会适应能力良好外,又加入了文明社会中越发注重的道德健康。而这一新的、更全面的健康概念也被称为"四维健康观念",即躯体健康、心理健康、道德健康、社会适应能力良好。而继"四维健康观念"之后,美利坚大学的国家健康中心提出了一个与之类似的健康定义,即健康是人对环境适应后所达到的一种生命质量,个体只有在身体、情绪、智力、精神和社会各方面达到完美状态才称得上真正的健康,这种健康观又称为"健康五要素",即身体健康、情绪健康、智力健康、精神健康、社会健康。这种观念将人们对健康的认识提高到一个崭新的高度,为世界普遍接受。

因此,新概念中健康所必需的五要素之间有着一种相互联系、相互影响的关系,所以,子项目只有平衡发展,人们才能真正健康。任何一种项目出现了短板,都会影响人们的生活。具体来看,健康五要素的内涵如下。

(1)身体健康。身体健康的首要条件就是身体健康、无疾病、体能充沛、精神饱满。只有人的身体健康,才能在日常生活中顺利完成各自的活动。

(2)情绪健康。情绪健康的主要标志是情绪的稳定性。稳定,是指个体应对日常生活中人际关系和环境压力的能力。在现代社会中,社会竞争越发激烈,大多数劳动力群体经常处在高压、快速的生活环境中,久而久之就会产生多种不良情绪,如果不加以重视便会衍生成为心理疾病。不过,在生活中偶尔有些情绪波动均属正常,可以通过适当的方式调整。

(3)智力健康。智力健康是指在长期的学习和生活中,大脑始终保持活跃状态。

(4)精神健康。精神健康是指理解生活基本目的的能力,以及关心和尊重所有生命的能力。

(5)社会健康。社会健康是指个体与他人及社会环境相互作用形成的和谐的人际关系和社会角色的能力。

实际上,除上述五种健康标准外,随着社会文明的发展,越来越多的学者正在研究是否应将生殖健康也列入健康的标准范围内。为此,世界卫生组织适时地对生殖健康予以定义,认为生殖健康是人类在整个生命过程中进行的一切与生殖有关的活动,它应在生理、心理和社会适应等诸多方面处于良好的健康状态。通过这一定义可以看出,人类的生殖行为也需要在健康的氛围和影响下进行,而且它不仅需要双方身体的健康,还包括对事后双方心理的健康保持,如应避免未婚先孕、人工流产以及做好性病与艾滋病的防治工作以及建立正确的家庭观、社会观和性观念等。

(一)健康的标准

1.世界卫生组织的健康标准

(1)拥有适当的体重,体型保持匀称。

(2)眼睛清澈明亮,对事物反应敏锐,无黑眼圈,眼睑健康。

(3)牙齿清洁,无缺损,颜色正常,牙龈无出血现象。

(4)头发有光泽,无大量头屑,无明显脱发症状。

(5)肌肉、皮肤有弹性,走路轻松。

(6)处事和看待问题的角度全面且乐观,乐于承担任务,不过分挑剔他人缺点。

(7)精力充沛,有足够的精力应对生活或学习中的问题。

(8)有一定的应变能力,能对环境发生的变化及时做出反应。

(9)懂得合理休息,睡眠质量较好。

(10)对一般感冒和传染病等小病有一定抵抗力。

2.世界卫生组织的健康新标准

(1)生理健康标准——"五快"

吃得快:反映出人的胃口好、不挑食,说明人体内脏功能正常。

便得快:反映出人的大小便通畅,说明人的肠胃功能良好。

睡得快:反映出人入睡快,睡眠质量高,睡醒后精神状况好,表示人体中枢神经系统的控制功能协调,体内无病理或心理信息干扰。

说得快:反映出人说话流利,语言表达准确,表示思维敏捷,心肺功能良好。

走得快:反映出人的行动自如,步伐轻捷,表示精力充沛,身体状况水平较佳。

（2）心理健康标准——"三良好"

良好的人际关系：反映出人在待人接物方面较为宽容和随和，不过分计较小事，能与他人互相帮助，待人友善。

良好的个性：反映出人拥有积极向上的性格，处世乐观，正直无私，情绪稳定。

良好的处世能力：反映出人沉浮自如，客观观察问题，有良好的自控能力。

3.医学专家提出的健康自测标准

（1）每日进餐量为1～1.5千克，不应暴饮暴食或以减肥为目标的节食，超过平常量的3倍或少于1/3为不正常。

（2）1个月内体重增减量在3千克之内。

（3）一天中的大便次数相对固定，为1～2次。两天一次或更长时间一次为不正常，一天大便4次以上也判定为不正常。

（4）脉搏大约保持每分钟72次左右。

（5）每日体温波动保持在1℃以内。

（6）依据年龄的不同保证每晚睡眠在6～8小时，不足4小时或嗜睡则为不正常。

（7）一昼夜尿量1500毫升左右，多于2500毫升或少于500毫升为不正常。

（二）亚健康

相对于人们早早就给健康进行了定义，并随着社会的发展不断完善健康的定义，而亚健康的定义出现在人们的概念中则更晚一些。它的出现主要是源于现代社会竞争压力的不断加剧，再加上人们的生活环境因素（噪声、污染等）的急剧改变，以及不良的个人行为、生活方式和"文明病"的出现等，这一切都会促使个体产生身体、心理和精神方面的功能障碍，造成身体状态处于一种不正常、不患病的区间中，这种状态，就叫作"亚健康状态"。

对于亚健康问题的研究目前还存在一些争议,如有些学者认为身体虚弱就是亚健康,或者认为亚健康就是一种疾病等。世界卫生组织估算现代社会中全世界约有60%的人处于亚健康状态,而个体对此状态改善的入手点主要是改变个体不良行为、将生活规律化和健康化。其中,积极参与多种形式的体育锻炼是摆脱亚健康状态的有效手段之一。

(三)理想健康

现代的人们对于自身的健康状态有了前所未有的关注,几乎人人都渴望健康、追求健康,这是社会文明发展到一定阶段的必然趋势。世界卫生组织倡导的多元健康观大大拓展了健康的内涵,突破了传统健康模式和医学范畴。为此,许多专家学者打破了原有的健康研究方法和评判体系,创建了新的健康促进终极目标——理想健康,也称为"健全健康"。

从理想健康的概念来看,它是指个体致力于维持健康状态,并充分发挥自己的最大潜力,以达到"身心合一"的整体完美。这一概念的提出,主要是为了强调人们要想获得健康的终极目标,除了没有患有疾病外,还要积极地改善包括心理、社会适应力,以及教育、运动和营养等的状态。

综上所述,理想健康的层次更加深远,内容也更加多样,它丰富了健康的本质,强调了人们获得健康的途径。

三、体育与现代健康的关系

人们对体质与健康存在多种认识,有学者认为健康的内涵中包含着体质,体质只是健康的一个方面。也有学者认为体质一分为二就是体力和健康,健康是体质的下位概念,两者结合起来反映人的体质水平,即健康包含于体质内涵之中,这与前一种观点形成对立。还有人认为体质与健康可以交替使用,但是目前关于这一观点各家含糊其辞、相互引用,没有具体的说明。

通过体质与健康的概念我们可以分析出健康与体质既不是

并列关系,也不是包含关系。体质具有客观存在的属性,它是人体遗传和后天习得基础上形成的相对稳定的特质,外在表现为一种身体状态,体质的基本范畴包括形态、机能和心理活动,它们之间相互影响、相互作用。健康是一种身体、心理和社会的完美状态,人们之所以将体质看作健康,是因为两个概念的内涵都与形态、机能和心理存在密切关系。但体质将身体、机能和心理呈现为一种实在性,而健康是对这三种物质所处状态的一种说明。健康只是体质的外在表现,即美好的状态,两者属性不同。

体质与健康的概念可以叠加使用,但不能替代使用。叠加是并列关系,对两种事物之间起到解释、修饰的作用。替代就是一物的存在以另一物的消失为前提。我们可以形容一个人"体质良好",但是不能说"健康良好",后者犯了语义重复的错误,也可以表达为"体质健康",就是这个人的体质处于良好的状态。如果体质状态不好,可以称其为"亚健康"。"体质健康"不是简单的叠加,而是身体特征的一种状态,体质是健康的前提和基础,健康是体质的目标和归宿。

第三节 青少年体质特征分析

一、青少年的概念

在学术界,因对青少年的概念不同解释,故而对青少年的年龄段各有不同的划分标准。

心理学界根据心理与生理发展特点,一般将青少年界定为13~25岁,并将这一阶段称为"青年期"。

人口学是以人在青春期生理发育的正态曲线分布为基础,将15~25岁确定为青年,并据此进行人口统计。

法学是以完全承担法律所规定的权利与义务为标准,将18岁作为划分成年人与未成年人的界限。

社会学界从社会化的角度看待青少年,将其视为人社会化的一个必经阶段。他们认为,人生与青少年期告别是以"获得职业、经济自立、建立家庭"为标志的,"青年是从依赖成人的童年到能进行独立的、负责的成人活动的过渡"。

由于现代青年的结婚和就业的年龄不断后移,这就使得社会学中的青少年概念在年龄范围内有很大的伸缩性,甚至将 35 岁或 40 岁以内的人都归为青年人。

但是本书认为,对青少年的年龄界定需要综合考量各方面的因素,如青少年的生理发育成熟的年龄、青少年犯罪研究的主要年龄范围、受政府委托管理青少年(青年)事务的共青团的主要工作对象、人口统计方面的规定、社会习惯认为的人的社会成熟年龄等。目前,共青团规定团员的年龄为 14～28 岁,考虑到我国的具体国情,将青少年界定为 14～28 岁。

二、青少年身体形态特征

身高会随着年龄的增长而增长,直至人体骨化完成才停止继续长高。一般来说,人体在进入青春期之后的 2～3 年时间内,其身高会以较快的速度增长,通常女子在 17 岁,男子在 19 岁。过了这个时间段之后,身高增长的速度会日趋缓慢,直至完成骨化而终止继续增长。从体重方面来说,通常是男生在 20 岁、女生 18 岁的时候开始趋于稳定,这时人体的其他有关指标,如胸围、头围、肩宽、骨盆宽等的变化开始变得十分缓慢。

青少年通常处于青春期的年龄阶段,身体形态不断得到完善,然而青春期的一些明显特征仍然可以从他们身上体现出来,这时就体现出其身体形态发展具有不平衡性和不稳定性的特征。在青春期,随着自身年龄的不断增长,青少年应重视体育锻炼,积极参与体育活动,在学校要积极参加学校开展的各种体育课和体育课外活动,以此促进自身运动器官的发达,全面发展身体素质。

三、青少年身体机能特征

人体的身体机能表现在多个方面,如神经系统机能、呼吸系统机能、运动系统机能等,结合年龄发展特点,对青少年的身体机能特征具体分析如下。

(一)神经系统机能特征

神经系统是人体主要的调节机构,人体中各器官、系统功能的实现、自己各种运动技能的学习与形成都是在神经系统直接或间接的控制下协调完成的。

和其他人体系统相比,神经系统发育较早,一般在少年时期它的功能就已经基本完善了。但这个阶段大脑皮质中的兴奋和抑制两个过程还不够均衡,兴奋过程相比抑制过程占有一定优势。正常儿童的神经系统已基本发育成熟,并且已经基本具备了从事各种复杂运动的身体能力,智力水平通常也较高。抽象思维能力和独立学习能力也有所增强。而在青年阶段,大脑的发育逐渐成熟,神经过程的灵活性提高,神经系统的机能能力达到成人水平。

研究表明,在人体的生理系统中,发育最早、最快,成熟最早的是神经系统,6～7 岁年龄段的儿童的脑重量已经达到成人的 90%,到 20 岁时,人体的脑重量仅仅增加了 10%(约 1 400 克),青少年人群大多处于脑细胞构成联系的上升期,其在学校接受智育教育,尤其是接受丰富的专业课知识之后,其皮层细胞活动在数量上不断增加,神经元联系也随之不断扩大,这也大大加强了青少年第二信号系统的最高调节能力,使得第一和第二信号系统之间取得较为完善的联系,这一不断完备的物质条件有利于青少年思维的快速发展。

从年龄阶段发展规律来讲,青少年时期正是青少年人群智力、记忆力、思维能力快速发展和分析综合能力大幅提高的关键时期。此外,这一时期,青少年的内分泌活动会有所变化,主要表现在,性腺活动会得到加强,这就会从一定程度上影响其神经系统的稳定性,使其动作协调能力出现暂时性的下降,女性青少年的协调能力下降则尤为明显。

(二)心血管系统机能特征

心血管系统是血液存在的主要系统。心血管系统的主要功能是使体内的物质运输得以顺利完成,对人体代谢所需的氧气与能量物质进行运输,同时也对代谢产物进行运输,使机体新陈代谢的正常进行有所保障。

一般来说,青少年儿童的血液循环系统发育尚不完善,具体表现为心率较快,能承受的运动负荷较小。随着年龄的不断增长,青少年的心脏收缩力量在不断增强,心脏的收缩压也在随之增高。这个时期青少年能够对一定的运动负荷加以承受。但青少年的运动强度要适当,并应循序渐进,运动安排应科学、合理,符合青少年的年龄发展特点和生理发展规律。

需要特别指出的是,绝大多数男女青年由于青春期之前,心脏发育速度加快,血管发育处于相对落后的状态,加之内分泌的影响,有的收缩压接近 20 千帕而且有起伏状况,舒张压则保持在正常范围,这种现象称为"青春期高血压"。一般来说,如果过去一向有体育锻炼的习惯,运动后无不良反应,只要适当注意运动量和医务监督即可。随着年龄的增长和身体内环境的协调平衡,青春期高血压现象会自然消失。

(三)呼吸系统机能特征

少儿时期,儿童胸廓较小,肺容积、肺活量小,呼吸肌较弱,呼吸频率快,呼吸调节能力较差,通过运动锻炼,能有效促进儿童的呼吸系统的发育和完善,有助于增强青少年儿童的呼吸系统功能和体质。

青少年的呼吸系统向着不断完善的趋势发展,具体表现在:肺脏横径和纵径值不断增加,肺泡体积也随之不断增加,男生在这一方面表现得较女生显著。此外,青少年的呼吸肌不断增强,呼吸频率有所下降,而深度不断加大,因此,其肺活量就会增大。据调查显示,我国男性青壮年的肺活量一般为 3 800～4 400 毫升,女性青壮年为 2 700～3 100 毫升。

(四)运动系统机能特征

运动系统是人们工作、劳动和运动的器官,由肌肉、骨骼和关节所组成。球类运动是在中枢神经控制下产生的。

随着年龄的不断增长,青少年骨骼中的水分会不断减少,无机盐持续增多,开始慢慢进入骨化的过程(20～25 岁完成骨骼的发育),其骨骼随着骨密质的增厚而变得愈发粗壮和坚固,而且有着很大的承受能力。当人处于少年时期,骨骼的新陈代谢进程较快,如果在这一时期进行科学的锻炼运动,而且运动强度与运动时间适宜的话,就会对骨骼的生长于发育非常有利。

受性激素的影响,青少年的肌肉纤维会不断增粗,这会明显增加其肌肉的横断面,使其肌肉变得发达,肌力不断增大(人体的肌肉发育一般在 30 岁左右完成)。

我国青少年儿童肥胖者较多,如果体内储备了大量的脂肪,多余的脂肪会向肌肉周边转移,并在转移后的位置堆积起来。参与体育运动锻炼可以帮助青少年恢复正常健康的体形,这是因为,在运动中肌肉不断伸展和收缩,这一过程中,周围的脂肪会出现摩擦的现象,这会使肌肉收缩的速度减慢,使肌肉的运动负荷增加,所以,肌肉周围的脂肪会因为运动而减少。

四、青少年身体素质特征

(一)身体素质一般特征

有学者曾对青少年的身体素质做了细致的调查,调查结果显示:男生有关身体素质各项指标的增长高峰,除速度(50 米跑)在

7～8 岁出现外,其他素质的增长高峰都是在 12～16 岁出现;女生在 7～9 岁时,大部分素质会出现增长高峰,到 18～19 岁时才会出现柔韧和耐力素质的增长高峰。一般来说,到 19 岁以后,青少年(不管是男生或女生)的各项身体素质都会逐渐呈下降趋势。

(二)身体素质年龄特征

1.力量素质发展的年龄特征

10 岁以前,无论男孩还是女孩,力量都会呈缓慢平稳的趋势进行增长。男、女孩最大力量的差异从 11 岁起开始显露,女孩的最大力量增长缓慢,而男孩增长得稍快。青春期过后,力量仍在增长但其增长速率很低。男性一生中的最大力量约在 25 岁左右出现,而女性达到最大力量约在 20 岁左右,而后随着年龄的增长而速率减退。

13～17 岁是力量素质发展的敏感期,13～17 岁时最大力量进入快速增长的第一个高峰。这个年龄段力量的增长与体重的增长同步,而且最大力量增长快,相对力量却增长不大。此时的肌肉向长度增长比向横度增长要快,因为,此时也正是身高的快速增长期。

16～17 岁是最大力量快速增长的第二个高峰期,这是发展力量素质的最重要时期,此时,肌肉向横度增长的速度加快,最大力量和相对力量的增长都很快。

力量素质的增长在 18～25 岁变得缓慢。此后,如果不坚持锻炼,力量就会随着年龄的增长而逐渐减小。

2.耐力素质发展的年龄特征

从人体发育的角度上看,一般男子 10～20 岁、女子 9～18 岁时,是耐力素质发展的最佳时期。由于耐力素质取决于有氧供能系统和无氧供能系统的机能状况,因此,耐力发展敏感期与最大吸氧量、心脏循环率、肺的扩张能力、大脑血液循环的动力学特征及血液成分的机能状况等因素有关。

（1）有氧耐力

男孩在 10～13 岁，耐力指标呈现出大幅度的提高，出现第一个增长高峰；16～17 岁时有更大幅度的提高，出现第二个增长高峰。特别是在 16 岁时，60％强度的有氧耐力指标增长幅度超过40％。女孩在 9～12 岁，有氧耐力指标出现较大幅度的增长，而当进入性成熟期后 2 年（即 14 岁以后），有氧耐力水平呈逐步下降的趋势，16 岁以后下降速度减慢。

（2）无氧耐力

男子在 10～20 岁，无氧耐力水平呈逐年增加的趋势，并在 10 岁、13 岁、17 岁时分别出现三次增长高峰。尤其是在 16～20 岁期间增长幅度最大，说明此时无氧耐力正处在良好发展时期。女子无氧耐力从 9～13 岁均逐年递增，14～17 岁有所下降。出现下降的主要原因是女子在此阶段体重增加较快，与最大吸氧量有关的指标在 14 岁时已接近完成，15～17 岁仍停留在已有水平上。因此，在 15～18 岁应加强无氧耐力训练。

总之，发展耐力素质应从培养有氧耐力入手，从而为一般耐力的发展打下良好的基础。从 15～16 岁开始进行无氧耐力训练，并逐步加大无氧耐力训练的比例。由于耐力项目出成绩较晚，有其特有的训练规律和成绩增长规律，因此，在耐力训练中不能拔苗助长，操之过急，要按部就班地进行。

3.速度素质发展的年龄特征

人的速度素质发展的敏感期为 8～13 岁。速度素质的敏感期包括反应速度、动作速度、动作频率、位移速度的自然增长情况。

（1）反应速度

反应速度受遗传影响（遗传力高达 0.75 以上），后天的训练主要是使受遗传因素决定的反应速度表现出来。葛欧瑟的研究得出，少儿 6～12 岁阶段，反应速度大幅度提高，尤其是 9～12 岁明显加快,到 12 岁时达到第一次高潮。12 岁后反应速度增长减慢,16～20 岁出现增长的第二次高峰。总的来说,反应速度随年龄增长而提高。2～3 岁的反应速度为 0.50～0.90 秒,5～7 岁为 0.30～0.40 秒,12～14 岁时接近成人 0.15～0.20 秒的指标。9～12 岁阶段如果加强系统训练,反应速度增长最快。否则增长就慢或不易提高。

(2)动作速度

4～5 岁小孩的动作角速度为 26.1～37.1 度/秒。随着年龄增长,动作速度不断提高。13～14 岁时,一些动作速度已接近成年人的指标。例如,角速度可达到 42.0～86.1 度/秒。因此,在 9～13 岁时发展动作速度可取得较好成效。

(3)动作频率

人体各环节的最高动作频率是不一样的。腕关节的动作频率最快,踝关节较慢。动作频率随年龄增长而提高,如 11～18 岁,蹬自行车最高动作频率可由 38 转/15 秒提高到 47 转/15 秒。原联邦德国科隆体育学院教授葛欧瑟对 7～19 岁年龄阶段经过训练和未经过训练者短跑步频发展结果进行了研究,结果证明:动作频率与协调性(灵敏素质)有关,6～13 岁是协调性发展的最佳时期。因为在此阶段步频自然增长,并保持在较高水平上。13 岁后步频发展水平下降。未经训练儿童步频下降是中枢神经系统对协调能力的控制随年龄增长产生自然减退造成的。而受训练的儿童则是由于力量增加而导致步长增加,腾空时间延长的缘故。动作频率增长最快的时期是 4～12 岁。训练的最佳时期是8～13 岁。

(4)移动速度

苏联日丹诺夫和原联邦德国帕特尔等对青少年跑步的最高速度变化的多年研究结果表明:7～13 岁是移动速度提高最快的时期。其中,男孩 8～13 岁、女孩 9～12 岁增长速度最快。男、女孩增长的总趋势是男孩始终持续增长,男孩 13～16 岁及以后增长速度高于女孩。女孩在 13～16 岁间增长速度不稳定,增长值低于男孩。

4.柔韧素质发展的年龄特征

按照人的自然生长规律可以得出,初生的婴儿柔性最好。10 岁之前,人体的柔韧性会自然发展,而 10 岁之后就会随着年龄的增长不断成降低趋势。由此可以看出,应该充分发展柔韧性的年龄段为 10～13 岁。

13～15 岁为生长期。在这个时期,骨骼生长速度超过肌肉的生长,因此,柔韧性有所下降,要特别注意身体发育的匀称性,多做全身性的伸展练习,巩固已获得的柔韧效果。在 16～20 岁这个年龄,整个身体发育趋向成熟,可加大柔韧负荷、难度,进一步获得专项所需要的柔韧素质。

5.灵敏素质发展的年龄特征

根据年龄,灵敏素质主要有以下四个发展阶段。

(1)6～7 岁是平衡器官充分发展的时期,灵敏素质相对较低。

(2)7～12 岁是灵敏素质稳定提高的时期,是动作频率、反应速度提高的最佳时期。

(3)13～15 岁是青春期,是身体快速增长的时期,这时灵敏素质会有所下降。

(4)16～25 岁的青壮年时期,是人体生长发育的最后阶段,也是灵敏素质比较稳定的时期,该阶段加强灵敏素质锻炼能取得不错的效果。

总体来说,结合身体素质发展特征,对于青少年来讲,应该注重自身身体素质的全面锻炼,提高自己的健康水平。

五、青少年性发育特征

青少年处于青春发育时期,在青春期,他们身体上的最大变化就是性成熟,性成熟主要体现在三个方面,即生殖器官的形态发育、功能发育和第二性征发育。男女青少年的性发育特征具体表现如下。

（一）男青少年的性发育特征

男生性器官,即睾丸功能的发育与成熟是其性成熟的主要表现,分泌雄性激素和精子得以产生是睾丸的主要功能。男生在 10 岁前后是其睾丸发育的最早时期,睾丸迅速增大的时期是在 12～16 岁,17 岁前后,发育逐渐趋于稳定。遗精是男生性功能发育的主要表现,通常是在 12～19 岁。男生体毛多、长胡须、喉结增大、音调变低变粗、皮下脂肪减少、肌肉强健有力是其第二性征发育的主要表现。

（二）女青少年的性发育特征

女生性器官,即卵巢功能的发育和成熟是其性成熟的主要表现,分泌雌性激素和卵子得以产生是卵巢的主要功能。女生卵巢加快发育时期是 8～10 岁,子宫等器官迅速发育的时间是 10～18 岁。女生在青春期会出现月经,这是伴随其生殖器官的成熟而出现的。女生乳腺发育、脂肪沉积、乳房隆起、乳头突出、声调变高、皮下脂肪增厚等是其第二性征发育的主要表现。

青少年正处于性成熟的关键时期（具有了生殖能力,但人体的发育还没有完全成熟,心、脑及骨骼等重要器官在 25 岁左右才能发育完善）,根据上述特点,青少年可以通过各种体育活动的参加来使自身的身心处于健康状态。鉴于女性生理的特殊性,女性青少年在经期所选择的运动内容和运动负荷要突出女性生理特征,适当降低运动量和运动强度。

第四节　青少年体质问题研究现状

一、国外关于体质健康的研究

从目前来看,所有从事体质测试的国际组织和国家（地区）都对国民体质健康的研究非常重视,并且在对体质健康的相关概念进行解释和指标的选择方面都想尽力取得一致,但是由于各个国际组织和国家(地区)之间存在着不同的观点、习惯、特点,以及对体质健康测试的目的任务也有所不同,这导致在测试指标的选择上存在着较大的不同。随着现代社会经济的迅速发展,人们的物质文化生活得到不断丰富,这也使得各种文明病随之而来,对人类的健康造成了非常大的威胁。因此,健康越来越受到世界各个国家的关注,作为对健康进行衡量的重要内容,体质也必然受到关注和重视。很多国家都想通过关注和重视体质健康研究来更好地解决国民的健康问题。美国、日本等国家从 19 世纪末就率先开始以学生体质健康测试来进行研究,经过一个多世纪的发展,各个国家的体质健康研究都呈现出相同的发展趋势和独特的特点,这种特点主要体现在体质健康的概念、体质健康的评价内容、体质健康的测试指标,甚至是学校体育的改革及全民健身计划的实施等方面。

(一)日本体质健康评价标准的变革

作为世界上有关青少年儿童体质调研资料最全的国家,日本将体质定义为体力。从 1898 年开始的 100 多年来,已经积累了关于青少年生长发育的全部资料,这些研究资料都突出地反映出当时的政治环境和经济环境。从整体上来看,这个过程大致可分为以下三个阶段。

第一阶段是 1945 年以前,即战争酝酿阶段:1879 年(明治十二年),日本就已对部分学生的身体活动能力进行了调查,主要是对八大项指标进行了检测,即胸围、身高、体重、上臂围、下肢围、握力、肺活量和饮食量,之后又增加了对疾病状况和力量(悬垂屈臂)的检查。为了实现对外进行扩张,1939 年因战争需要而进行了日本历史上最大规模的国民体质测定。

第二阶段是 1945—1960 年,即战后调整阶段:在战败之后,日本为了使国民体质健康得到更好、更快的恢复,便对其国民进行了"体力测定"，如分别在 1949 年、1952 年、1953 年、1954 年、1957 年、1959 年对 8～18 岁的男、女青少年的跑、跳、投、悬垂和灵活性进行了测定。

第三阶段是 1960 年以后，即快速发展与改革完善阶段：从 1970 年开始，在社会经济突飞猛进和科技水平不断提高的背景下，日本社会开始向着多样化、信息化、国际化、老龄化的方向发展，日本国民的体质健康受到了一定的影响，同时科技水平的提高和良好的社会环境为研究国民体力和学校体育的变革提供了便利的条件。1936 年，日本文部省针对 6～9 岁的学生颁布了《小学低、中年级运动能力测验实施要案》，随后在 1964 年，开始针对 10～29 岁的小学高年级、初中、高中、中等专业学校、短期大学、大学和劳动青年颁布与之相对应的运动能力测验实施要案。在这些要案中，均明确表明 10～29 岁的青少年必须要进行"运动能力测试"和"体力诊断测试"。1967 年，开始针对 30～59 岁的壮年人群进行体力测定，同时对国民体质健康测试的开放性更加重视，在每年的 5～6 月份都会在全国范围内按照相应的实施要案统一对国民进行体力测定，并且文部省每个年度都要提出《体力、运动能力报告书》，对全国体力测定的概况和结果进行公布。一直施行到 1999 年，进行了相应的修改，开始采用新的测试指标。

与过去测试指标相比，新的测试指标主要有以下几个方面的变化。

（1）测试指标的数量减少，如 10～29 岁年龄段的青少年测定指标原有 14 项，而新施行的测试指标在各个年龄阶段只规定了 5～8 项。

（2）将仰卧起坐、坐位体前屈和握力设置为各个年龄组通过的测试指标。

（3）对各个年龄组进行了重新划分，共分为四个阶段，即小学、中学、20～64 岁、65～79 岁，同时加大了低年龄段的跨度。

综上可知，日本将体质称为体力，并且对于国民体力的测定与研究至今已有 100 多年的历史。日本学者又将体力分为行动体力和防御体力两类。随着学校体育教育的不断发展和改革,以及国民体育观念的转变,体力的测试指标也不断地修正和完善。1996 年,"关于体力调查方法研究委员会"在日本文部省成立,开始研究现在的体力测试指标,并于 1998 年制定出新的体力测试指标,1999 年起开始正式实行这些新的测试指标。

在新的测定体力的指标体系中,增添了关于健康评价的内容,将引体向上、台阶试验等测试指标删除,从而减轻了测试实施工作的负担。在对耐力进行测试的项目中,除了男子 1 500 米、女子 1 000 米快走或跑步外,还可以选择 20 米往返跑,这也使得测试更加安全、有效,同时进一步提高了受试者的兴趣;将仰卧起坐、坐位体前屈、握力设置为各个年龄组的通用测试指标,这样做既有利于进行纵向的比较,也更加有利于进行评价。之所以取消台阶试验,一是日本专家认为由台阶评定指数所反映出来的耐力有效性较低;二是学生的腿长会逐渐不断增加,如果使用同一高度的台阶适应,与过去数据的可比性较差。

(二)美国体质健康评价标准的变革

作为世界上经济和科技都十分发达的国家,美国对国民体质健康的研究给予了高度的关注和重视。在体质健康研究方面,美国紧密结合学校的体育课程,并且在各个州、各个学校均实施各具地方特色的健身计划,从而进一步推进国民健康。从整体上来看,大致可分为以下三个阶段。

第一阶段是 1958 年以前,即引起重视阶段:从 19 世纪 80 年代后期,体质测试(Fitness Test)就在美国的许多学校进行。而1954 年由 Krus 所采用的 Krus-Weber 测试最为引起重视,出现了使艾森豪威尔总统震惊的报告,青年体质总统委员会(现已更名为体质与运动委员会,PCPFS)便随后成立。各个组织联盟于1958 年共同设计了 50 码跑、600 码跑、往返跑、仰卧起坐、引体向上、立定跳远、垒球掷远七项指标,并以此来对全国青少年体质进行普查。同时,在全国范围内也开始启动了对相应的测试指标和锻炼标准进行研究。

第二阶段是 1959～1985 年,即争鸣阶段:美国在 1958 年以后,分别于 1965 年和 1975 年进行了全国性的普查,并在此期间,美国相应的机构对体质的定义、研究内容、测定指标的设置等进行了讨论,同时,对之前过度重视运动能力的测试提出了各种问题,认为垒球掷远主要反映的不是个人力量,而是投掷的技巧。1975 年取消了穿梭跑和垒球掷远,并且认为 600 码跑不能用于心肺功能的测试。通过激烈的讨论之后,美国体育、娱乐、卫生、舞蹈联合会对 Fitness 做出了新的解释,并修订了测试指标。50 米冲刺跑和立定跳远在 1985 年也被取消,最后将 1 分钟跑或 9 分钟跑、直腿坐位体前屈、仰卧起坐、三头肌和肩胛下肌测定四项指标作为新的测定指标。同时,"有关增强体质与预防疾病的国家标准"也于 1980 年公布。1985 年,在联邦健康部门的资助下,体质与运动委员会对全国学校人口体质再一次进行了普查。之后,便每隔 10 年对青少年进行一次体质普查。

第三阶段是 1985 年以后,即规划发展目标阶段:美国从 1985 年开始便制定了发展目标,新的《最佳健康计划》于 1988 年开始推行,其测试项目主要有:心肺功能的测试——1 分钟跑或走;肥胖等的测试——身体密度指数、皮质厚度等;柔软度测试——直腿坐位体前屈;肌肉耐力和力量测试——引体向上。1990 年,美国又提出了一项"2000 年健康人"的十年规划,以此来督促国民参与体育运动锻炼,以期促进国民体质水平的全面提高。

在体质健康研究方面,美国有着很长的研究历史,其中不乏先进的实验方法和精辟的学术思想。"体质",其英文名为 fitness,美国的健康、体育、娱乐、舞蹈协会将 fitness 解释为表现一个人能有效活动程度的一种状态。克拉克(Clarke)对 fitness 的定义进行了简化,认为 fitness 就是人们能够精力充沛地完成日常的工作而不会感到过度疲劳的一种体力状态。美国著名的生理学家科尔顿(Cureton)于 1945 年归纳出了 fitness 的三个要素,即体格、机能能力、运动能力。随着时代的不断发展,fitness 的概念也随之发生了演变。其中,与之相对应的身体素质的测定指标体系,最初也只是局限于运动能力方面,主要是用来对跑、跳、投的熟练性进行测量。20世纪六七十年代,针对身体素质测定的内容,美国体育界进行了长期的争论,最后认为身体素质包括两个层面的含义,一是与运动成绩提高有关的运动素质;二是与增进健康有关的健康素质。高水平的上肢力量、爆发力和速度与人体的健康并没有非常直接的关系。也基于此,往返跑和垒球掷远在1975年美国体质普查中被取消;50米跑和立定跳远也于1985年被取消,同时,增加了能够反映心血管功能的1英里跑和能够反映腰背柔韧性的直腿坐位体前屈,逐步完成由对运动技术指标进行测试过渡到对健康指标进行测试。

从目前来看,1英里走或跑、体脂含量、身体质量指数、仰卧起坐、坐位体前屈、曲臂悬垂、引体向上是美国在体质健康测试方法中普遍使用的测试指标。另外,1998年,美国的健康、体育、娱乐、舞蹈协会公布了另一个测试方法 Physical Test,其测试内容主要有1英里走或跑、皮脂厚度、身体质量指数、引体向上和坐位体前屈。从这两组测试指标中可以看出,这些指标均与人体的健康有关,可以将其归纳为肌肉耐力和力量、心肺功能、身体组成和身体柔韧性四个方面,这四个方面的良好状态,为人们能够安全地从事肌肉活动提供了重要保证,即具备优良的体质健康水平。

(三)法国体质健康测验的变革

19世纪后期,体力测定法在法国开始施行。体力测定的早期目的便是为了战争、防御等,之后逐步发展成为增进国民健康、增强国民体质、促进经济发展的一种有力的措施。1956年,针对学生的体质健康,法国制定了《体育及格测验标准》,并于1975年进行了相应的修改,将其定名为法国《青少年身体测验标准》。20世纪50年代,以运动素质为主的身体素质测定是《体育及格测验标准》的主要内容。因此,它几乎包括了身体素质的各个方面,无论是形式还是内容都与运动成绩的提高紧密联系在一起。法国于

20世纪70年代中期将身体素质分为两个不同的概念,一是将与运动成绩的提高有关的各种身体素质称为"运动素质";二是将身体素质中与增进健康和预防疾病有关的素质称为"健康素质"。

在对身体素质的划分方面,也由单纯地进行身体素质测试转变为身体健康测试。经过几年的争论,这种新观念在法国最终得到广泛承认。1980年,新的《体质健康测试法》由法国的卫生、体育、娱乐和舞蹈联合会进行公布。这种新测试法的倡导者认为,运动素质与健康素质的区别主要表现在:运动素质是运动员所必备的重要素质,而健康素质是每个人都需要的;爆发力、速度等运动素质与遗传因素有着很大的关系,而健康素质具有很大的后天可塑性。相关研究表明,每个人经过相应的锻炼都能得到与良好健康水平相一致的素质水平。由此可见,这种新测试法是以科学为基础,通过鼓励青少年积极地参与体育锻炼,努力提高健康素质,不断增进身体健康。法国《体质健康测试法》的主要测试内容包括1.5英里跑或12分钟跑;直腿体前屈;1分钟仰卧起坐;三角肌、肩胛下肌测定。素质内容主要有肌肉力量/耐力柔韧性;体脂百分比;心肺功能/耐力。

二、国内关于体质健康的研究

(一)港澳台地区对"体适能"的研究概况

体适能概念最早是由美国科学家提出的,从广义上讲,它是指人体适应外界环境的能力,是健康概念的一种延伸。构成体适能的要素包括肌力耐力、心肺耐力、神经肌肉松缓能力、柔软度、身体组合、抵抗疾病的能力。体适能因个人的需求不同分为运动体适能和健康体适能。运动体适能主要包括爆发力、反应、速度、灵敏性和协调性等素质,这是在竞技比赛中运动选手为夺取最佳成绩所追求的体适能;健康体适能主要包括肌肉力量、耐力、体脂成分、心血管耐力及柔韧性等素质,这是一般人为了促进健康、预防疾病并提高日常生活、工作和学习效率所追求的体适能。显然,对于青少年学生而言,健康体适能才是他们所需要的。

由于受到欧美教育思想的影响,中国台湾地区对健康与体质的理解完全接受了美国的观念。根据体适能的观点,美国健康教育、体育、休闲、舞蹈学会对健康提出了整体性的概念,认为人体健康是由体适能、精神适能、社会适能、情绪适能、文化适能五种成分的安适状态所构成,这五种适能彼此相联系,但又各自独立,对个体的发展和生活品质产生影响。中国台湾地区体育行政管理部门非常重视学校体育,并制定了有关学校体育的法规制度和计划,如《提升学生体适能中程计划(333计划)》《体适能优异学生奖励要点》和《各级学校体育实施办法》等。《标准》的测试目标与学生的健康体适能的发展基本上是一致的。《标准》中的身体成分指标(身高/体重)、心肺功能指标(台阶实验)、坐位体前屈、肌力、耐力都是健康体适能的构成要素。可见,实施《标准》的基础就是要大力发展学生的体适能。

(二)体质健康研究的探索与实践

我国非常重视对国民体质健康的研究,这从政府所颁布的各项法规、政策,以及国家领导人讲话到国民体质测评工作的规模、要求等都能充分地体现出来。我国体质健康研究的探索与实践过程大致可分为以下三个阶段。

第一阶段是1949年以前,即测试探索阶段:在近代中国历史中,由于受到外国列强的侵略,我国国民的体质非常衰弱,所以倡导"强国强民,尚武救国",并确立了学校体育在学校教育中的重要地位,我国许多学者对我国部分青少年儿童的身体发育做了调查。但由于受到社会各种因素的制约,测试样本和指标并不能够反映出中国青少年儿童的身体特点。

第二阶段是1949—1978年,即体质研究的酝酿阶段:我国在这一阶段先后进行的有规模的体质测试就达到15次之多,共测试了40多万名学生,并且学校也将"增强学生体质,促进学生身心健康"作为根本任务,但该阶段并没有对体质健康做出明确的界定,其所包含的内容也是非常模糊的,并受到政治、经济和社会等因素的影响,或年龄不齐,或测试指标太少,或缺乏统一组织、统一方法与要求等问题,这些材料并不能进行相互比较,也就无法得到能够代表中国人身体发育特点的综合资料。

第三阶段是1979—2000年,即规范化阶段:我国社会和经济状况在党的第十一届三中全会后发生了非常大的变化,通过相关部门和研究机构对国民体质的研究工作进一步加强。在1979年对全国16省(市)大规模体质测试的基础上,于1985年、1991年和1995年由我国原国家体委、教育部和卫生部等部门联合组织,对我国7～22岁学生进行了形态、素质、机能和健康等20多项指标的大规模体质调研,同时,每年还进行小规模的抽样测试,且从1979年以后,每5年就对其做大规模测试;1997年还对我国成年人第一次进行了大规模的体质调研。此后,2000年又进行了有史以来年龄最齐(3～69岁)的国民体质调研,并在测试中增加了问卷调查,从而加快了我国体质研究的发展。在研究论文的数量、质量、方法等方面都取得了可喜的成果,并推动了我国学校体育改革和《全民健身计划纲要》的实施。在学校实施《国家体育锻炼标准》的基础上,《学生体质健康标准》已开始试行,测试评价的指标也从身体运动素质指标向健康素质指标过渡。这些都充分说明我国对体质健康的研究已经进入了一个新阶段。

(三)不同时期体质健康研究成果

随着我国社会科技水平的不断向前发展,以及学校体育卫生工作的开展,对学生体质健康的研究工作也随之展开。中华人民共和国成立以后,当地政府对学校体育卫生工作和青少年学生的身体健康给予了高度的重视和关心。毛主席分别于1950年和1951年先后给当时的教育部长马叙伦写信,做出了"健康第一,学习第二"的重要指示。1952年,《学校体育工作暂行规定》由教育部和国家体委联合颁布。国家体委根据我国国情,通过参照苏联模式,于1956年制定并公布了《准备劳动与保卫祖国体育制度》

（以下简称《劳卫制》）。1975 年，国家颁布并实施了《国家体育锻炼标准》，以更好地促进青少年积极地参与到体育锻炼中，进而增强体质。之后，分别于 1982 年和 1990 年对这一标准进行了两次修改。《大学生体育合格标准》于 1990 年颁布并实施。1991 年颁布实施了《小学生体育合格标准》，1992 年颁布实施了《中学生体育合格标准》。通过这些政策和标准的颁布实施，我国学校体育工作得到了更好开展，同时，也大大激发和调动了青少年学生参与体育锻炼的热情。

国家体委、教育部、卫生部于 1979 年联合进行了我国首次统一计划、统一组织的青少年儿童身体形态、素质、机能的调查研究。中国体育科学学会体质研究会于 1981 年 12 月成立。1985 年对全国学生体质进行调研。1994 年对全国职工体质进行调研。2000 年国家体育总局会同 10 个部门对我国 31 个省（自治区、直辖市）进行了第一次全国年龄段国民体质监测工作，2005 年进行了第二次监测。通过 1979 年、1985 年、1991 年、1995 年和 2000 年有关全国大学生体质健康状况的五次大规模的调研结果表明，我国大学生在体重、身高、胸围和营养状况方面有所提高，并且几种常见疾病的患病率下降，但学生的肺活量、体能素质却持续下降，近视眼患病率和肥胖率不断上升。作为我国学校体育工作评价的一项硬性指标，《国家体育锻炼标准》与我国学校体育改革的发展越来越不相适应。在内容设置方面，《国家体育锻炼标准》受竞技体育的影响较大，所以，成绩达标只能是对身体素质发展水平的反映，并不能反映出身体机能发展水平和体格发展水平。目前，学校体育中的"达标测试""结构考核""体育合格标准"，以及初中毕业生升学体育考试，不但有着非常烦琐重复的内容，而且还存在着很多弊端。因此，这就需要制定一个比较科学、全面、简单、实用的学生体质健康标准，并做到"一标多用"。

通过对《国家体育锻炼标准》《大学生体育锻炼标准》《中学生体育合格标准》《大学生体育合格标准》在具体执行的过程中所取得的成绩和存在的问题进行认真的总结，并根据学生体质调研所反映出来的近视眼患病率增高、体能素质和心肺功能下降等现状,通过参考国际上与之有关的先进做法和成功经验,以健康素质作为主要的指标来建立新的评价体系。这一标准的颁布能够实现一标多用,是激励学生参与身体锻炼的教育手段,而不是为了测试而测试。在评价中采用个体评价的标准,能够更为清晰地看出学生存在的个体差异和自身不足之处,这对通过测试促使学生积极地参与体育锻炼是非常有利的。通过体育锻炼来改善身体的健康状况,从而促进身体健康发展。与以前的学生体质健康评价标准相比,这一评价体系更加有助于促进青少年学生更好地参与到体育锻炼中,并使他们成为具有正确体育意识和健康生活方式的高素质人才,从而发挥学校体育在促进国民健康方面的作用。

三、国内外体质健康研究的差异与共性

(一)国内外体质健康研究的差异

1.对体质健康概念理解的差异

体质测试在美国称为 Fitness Test,美国健康、体育、娱乐、舞蹈协会于 1958 年将体质解释为一个人能有效活动的程度的一种状态。第二次世界大战结束以后,随着社会经济的快速发展,以及工业化、城市化进程的不断加快,西方社会先后进入到了老龄化社会,各种文明病也随之产生并增多,这时,体质的定义便逐步演变为能够安全地从事体力活动,并能够对因运动不足而引起的疾病进行预防的能力。到了 1970 年之后,便认为 Fitness 包括运动素质和健康素质。其中运动素质是为了提高运动成绩所不可缺少的各种身体素质;健康素质是对增进健康和预防某些疾病有着特殊作用的素质。对于运动员来说,运动素质有着非常重要的作用,而健康素质是每个人所必需的。这就要求进行的体质测试要以健康素质为主,主要包括肌肉力量、人体成分、柔韧性和心肺

耐力四个部分,从而完成了对体质概念的演变过程。

中国对体质概念的理解与日本大致相同,都是包括生理功能、身体素质、运动能力、心理因素、形态结构等方面,只不过是在表达和提法上有所不同。日本认为,体质是身体因素和精神因素的综合,其中,身体因素是指身体的体型、体格、体能,以及对外界环境刺激的适应能力和反应能力;而精神因素是指某些心理因素,如判断、智力、气质、意志等。1982 年,中国在泰安会议中对体质做出了明确的界定,认为体质是人体的质量,它是在先天遗传性和后天获得性基础上所表现出来的身体素质、生理功能、心理因素、运动能力等多方面相对稳定的、综合的特征。

2. 在科研方向和与社会联系上的差异

日本科研方向明确、科研计划严密、课题来源渠道多,并有着专门的学术机构,并以此与社会紧密联系,进行广泛的学术交流和多学科的交叉研究,从而更好地推动学科的不断发展。

在体质健康研究工作方面,美国开展得广泛而有规律,在收集资料方面有着很强的计划性和目的性,同时,与社会建立起了非常广泛的联系。将体质研究工作的开展与个体的整体健康、学校体育课程、健身教育融为一体,并使得体育、娱乐、卫生、保健等方面的工作得以同步进行,从而更好地增强体质,促进身心健康。

我国在体质研究方面,将其与遗传学、生物学、医学等学科进行交叉研究,并没有使其优势得以充分发挥,这不仅在研究范围上有着明显的局限性,在研究人员和研究机构方面也显得比较单薄;在与社会联系方面显得脱节,并且尚未形成一个快捷、方便的体质健康评价系统来对社会体育参与者的体质健康进行测量和评价。这不仅凸显出异常薄弱的体质科研工作力量,而且对体质健康评价与研究的质量也无法提供保证。

3. 在指导思想和目的性上的差异

将体质测试作为一种非限制性的手段,并使之融入整个健康、健身教育的过程中是美国进行体质测试的指导思想。其目的是培养学生良好的生活态度,并使其积极参与到体育锻炼活动中,也为终身体育思想和终身健康思想打下基础。

日本对体质进行研究的指导思想主要体现在学校体育中,并在中学体育课中将对青少年体力测定作为其中的法定内容,每年的 5～6 月进行,同时,对"生涯体育"和"快乐体育"进行倡导,并通过内在动机和"生存潜力"来对个体积极参与体育锻炼进行唤醒和激发,从而增强学生体质,促进其身体健康。通过用真正强烈的自我锻炼意识来倡导终身体育思想。学生锻炼的效果通过体力测定来进行检验,从而实现终身健康。

与美国和日本相比,我国在这一方面做得还不够,主要表现为体质研究的指导思想在具体实施的过程中与目的不能吻合。增强学生的体质,促进学生身心健康是我国体质测试的主要目的。但在具体的实践中,将重点放在整个测试的过程和结果上,只是对大群体青少年儿童或国民体质进行整体评价,而没有涉及对个体进行评价,甚至个体对自己的测试成绩和自身的体质健康状况都不清楚;在对学生进行达标测试中,常常将运动素质成绩的好坏对等于体质水平的高低。而事实上,运动素质成绩好并不代表体质一定好。这样就导致个体对自身的健康状况不能进行合理、正确的认识,也不利于人们树立正确、合理的健康观念和更新思想。因此,在我国体质研究中,对评价个体测试结果和激发个体主动参与体育锻炼的指导思想方面存在明显的不足。

4. 在评价内容和评分方法上的差异

在体质健康测试内容方面,日本的体质健康测试主要由体力诊断测试和运动能力测试两部分组成,并采用标准百分的评分方法,这样,可以对个体成绩在集体中的位置进行反映,有利于对未来的锻炼计划进行设计。

美国的体质健康测试内容主要由四个方面组成,即肌肉力量与耐力、心肺功能、身体组成和身体柔韧性,并随着人们对体质健康内涵不断深入的理解而经历了由掌握运动的基本必备素质,逐渐扩大到身体健康所必需的机体适应能力的变化过程。在评分方法上,主要采用常模标准和校标参考标准,能够对被测个体的某一指标水平是否适宜做出快速的判断,同时,还能够对个体与他人的差距做出判断,并决定是否参加锻炼等。这种形式的评价方法有着非常多的可以借鉴之处。

在我国的五次体质健康测试中,体质评价的内容并没有较大的变化,主要包括素质、形态、机能、健康。在测试中并没有涉及心理评价的内容,不过有一些学者在其他的研究中做过相应的调研。在体质健康评分方面采用与日本相似的百分位法进行评价,但并没有根据中国人自身特点建立相应的健康标准。

5.在运用先进科研仪器和设备上的差异

就日本来说,筑波大学将体质研究作为其主要的研究课题之一。同时,日本东京体育大学所属的体育科学研究所是日本著名的科技中心,并将体质健康作为重要的问题进行研究,既具有各个学科的专用仪器,也具有与体力测定与分析相配套的综合性测试仪器,并且许多的仪器都与运算、显示系统相链接,能够对结果进行及时运算和分析。而我国在这一方面相对较为落后。

(二)国内外体质健康研究的共性

(1)就体质概念的研究来看,各国都起步较晚,随着各国经济、文化等条件的不断发展变化,体质研究的内容也逐渐得以丰富,并得到了相应的重视;体质健康的衡量指标也从身体形态—素质与运动能力—兼顾机能—健康指标,最终逐渐趋于合理化的变化过程。

(2)各国当时的政治、经济、社会等因素对其体质研究的目的产生了一定的影响,同时,研究的结果也对经济发展、国民健康和政策、法规的颁布起到了非常重要的作用,从而设立了相应的健身计划和锻炼标准。

（3）学生是各国进行体质研究的首要对象，并且在研究的过程中一直受到足够的重视。因此，在学生体质研究方面是比较系统的。但由于测试仪器、设备、方法的变化和学生是否发挥出真实的成绩等原因，使得测试的可靠性和评分方法方面均不同程度地存在一些争议和亟待解决的问题。另外，相对于生理方面的研究来说，对学生心理方面的研究是较为落后的，不能够对某种体质某些指标的下降原因给予充分分析，在研究体质水平提高的方法和途径方面存在着不足。从学生体质健康发展趋势来看，各国的研究都呈现出相似的发展趋势；学生在耐力素质方面有着不同程度的下降，而心理疾病患病率和肥胖率均有着不同程度的提升。

（4）全民健康成为各国进行体质健康研究的最终目的。从目前来看，影响人体健康水平的主要因素包括肌肉力量、身体成分、柔软性和心血管系统的功能水平，这些因素也是对人们的工作和学习，以及未来生活质量的提高产生影响的重要条件。如今，身体健康素质这一概念及身体成分、肌肉力量和耐力、柔软性、心血管系统的功能等，在各国学生体质健康乃至全体人群的国民体质健康评价中有着越来越多的应用。此外，也将医学指标的探讨加入体质研究之中，通过使体质与健康研究的紧密结合、加强与国际的联系，以此来改善各国国民的健康现状。

四、我国体质健康存在的不足

（1）"体育锻炼不规律"和"体力活动不足"现象，在我国不同职业和年龄阶层的国民中普遍存在，并且运动缺乏病呈现逐年上升的趋势。

（2）组织和开展得较多的是群众健身活动，且与之有关的全国体育健身情况和形势的调查分析也多，但较少涉及解决国民从事体育健身活动的具体问题，如适宜的健身方法、简单易行的评估与服务体系等，能够对国民从事体育健身活动有着直接帮助的科学手段和方法。

（3）全民健身活动的总体水平仍然存在着"关键技术自给率低,科学研究质量不够高"的现象。

（4）大众日益增长的体育多样化需求与体育健身资源和保障措施之间的矛盾,特别是目前尚未形成具有较强实效性的"个性化"科学健身体系,在国民健身意识增强的同时,健身指导方案的针对性和科学性尚无法满足大众的健身需求。因此,在现有的条件下,根据体育学、生物学和医学原理,要尽快建立起具有系统性、实效性和科学性的健身指导系统。

（5）在健身锻炼过程中,具有更强针对性、人群特征的体质评价方法不能满足国民在健身效果评价和运动能力评价等方面的需求,这更为突出地表现在国民体质评价内容尚有待扩展、体质评价方法的鉴别能力和敏感性还有待提高等。

（6）尚未形成运动促进健康和增强体质的理论体系,有待对运动与体质、运动与健康之间的关系进一步证实。此外,尚未建立保证健身锻炼安全性的标准和方法,主要表现在尚未形成运动风险评估体系等。

（7）未实现对全民健身服务平台和相应信息系统进行开发,国民尚无法从相关的部门获得运动风险评价、体质评价和其他相关信息,从而降低了大众健身的效果。

第二章　我国青少年体质测评研究

青少年的体质是身体健康的基础和外在表现。对于青少年而言，形成良好的体质和健康的身心状态极为重要，这就要有一定的标准对其进行判断。通过对青少年体制进行测评，可以了解他们的身体素质和健康状况，从而为其体育锻炼提供参考依据。

第一节　体质测量与评价概述

一、体质测量与评价的目的及意义

为了增强全民体质，首先必须经常地、系统地了解我国人民体质的状况与变化，检查人民体质增强的效果。因此，对体质测量与评价的开展更加深入，对体质的调查研究进一步增强，才能使整个中华民族的体质、人口素质得到增强和提高，从而实现民族优生。

体质测量与评价是对青少年体质状况进行研究中的两个不可分割的环节。

测量是选择客观、有效和切实可行的项目指标，通过准确且经济的测量手段，再配合以严密的测试方法和程序，从不同方面对人的体质特征进行测量的过程。通过对体质的测量可以获得能反映体质的基本状况各方面的数据资料，为评价做好准备，使体质这一抽象且复杂的概念得以实现具体化、数据化和标准化。

评价是依据所收集的定性和定量的数据资料，按照可靠的、有限的评价理论、标准和方法，评定具体对象的体质优劣的过程。

其中,包括反映体质的某一方面的单项评价和全面反映体质水平的多项综合评价。

二、青少年体质测量的基本内容

(一)测量的基础知识

在对青少年体质测量时,必须保证测量具有有效性、可靠性和客观性。而为了收集资料获取有关信息,完成测量任务则必须在体育测量基本理论的指导下,使所选用的测量工具有较高的科学性。因此,体育测量的基本理论是设计选择测量指标、实施测量的依据。为了使测量结果可靠和正确,应该精心选择测量指标、测量方法,体现出既科学又简单实用,并且容易实施的原则。

1.测量量表

测量量表是指测量所获得数据属性的表述规则。要测量和了解某种事物的属性需要有测量工具。量表是对数据属性的测量工具。测量量表的表述规则是由实数列的诸特性所决定的。实数列具有三种特性:顺序、距离、原点。顺序是两个以上的实数有顺序之分;距离是对两个实数之间差以描述;原点是对应于零位数的那一点。

根据事物属性含实数列的何种性质,判断其属于何种类型测量量表,决定以何种方法对测量数据进行加工处理,然后进一步对处理结果做出价值判断。

含实数列特性越多的一组观测值,由于包含的信息量多,组成的量表较高级;相反,含实数列特性越少的一组观测值,因其反映的信息量少,量表则较低级。因此,一般将测量表分成区间量表、名称量表、比例量表、顺序量表四种类型。

(1)区间量表

区间量表具有实数列顺序和距离两个特性,它的信息量多,属高级量表。区间量表没有绝对原点,即无原点特性。区间量表有相对原点,这个参照点是根据需要人为制定的。当前臂完全伸直的时候,我们可以把肘关节角度定为 0°,也可以定为 180°。

需要指出的是,区间量表必须保证测量单位的等同。某些物理量的测量,如温度等,它们的单位是相同的。另外,在保持区间量表顺序、距离,原量表结构不变的前提下,可以对量表作任何线性变换。但区间量表的两个测量值之间不能进行比例运算,不可以认为一个测量值是另一个测量值的几倍。如果在区间量表中取任何两个数的比率,就会改变原量表的性质。因为区间量表属于高级量表,所以可以用多种统计学方法进行数据处理。

（2）名称量表

名称量表是各种事物属性的汇集,在量表中的数字之间,每一个数字都有各自的独立性,数字仅发挥标示符号的作用,即仅起区别的作用,并没有本身的含义。名称量表不含实数列任一特性,即无序、无距、无原点,是各种量表中含信息量最少、最低级的一种量表。

（3）比例量表

比例量表具有实数列顺序、距离、原点的全部特性。由于含信息量最多,因此,属于最高级量表。

如一项测量结果在比例量表上是零,那么,可以认为某个事物并未具有所要测量的属性或特征。由于比例量表有绝对原点,对某一事物进行测量,实际上就是测量其与另一处相同测量单位（测量工具）之比。量表中的数值不但可以说明两个事物或现象的某种特性、差异程度,而且可以以量值的比例做出定量描述。

但是,在体育实践活动中,比例量表的一些应用问题还有待研究。如不同水平成绩提高的难度,虽然同样进步了相同的距离或秒数,但显然高水平成绩提高的难度大、价值高。因此,比例量表在体育运动中的运用有待进一步探讨,在使用中应予以注意。

（4）顺序量表

顺序量表含实数列顺序特性，但无距离、无原点。顺序量表的有序特性说明它较名称量表含信息量多，但其仍属低级量表。顺序量表中的数字具有等级性或序列性的特征，但其序列特征不表示数与数之间的距离是相等的。

如一些对抗性运动项目比赛结果的名次顺序，数字说明第一名比第二名在该项比赛当中表现出了更高的水平，第二名比第三名在该项比赛中表现了更高的水平。在比赛后对各队的名次排列顺序，代表了各队所表现水平的高低，但各名次之间发挥的水平的差距无法定量描述。由于定性指标不能准确测量，因此，名次之间差异程度仅能以排序的方式做定性描述。使用顺序量表划分等级则可以得知水平高低、实力强弱之分的信息。

顺序量表中的数字不可随意置换，否则会破坏量表的原有结构，使量表发生质的改变。

顺序量表可以做等级相关、肯德尔和谐系数等统计运算。

2.测量的取值

测量取值是指取值精确限。通常而言，我们测量所得到的数据有两种类型，即连续型变量与离散型变量。测量所得到的实测值，无论是连续型或离散型变量，它们在数据处理时，均存在取值精确限的问题。

连续型变量的特征，是在量尺上任意两点之间都能加以细分，并得到无限多个变量。我们测量所得到的实测值只能看作一个近似值。它是指位于这个观测值的上半个测量单位与下半个测量单位上的若干点，这些点组成了一个区间。在实际测量中，根据测量要求及测量工具的精确度，会得到不同精度的实测值。

离散型变量的特征是在量尺上任意两点之间不可细分，各实测值通常为整数。

因此，根据测量所要求的精确度会有不同精度的测量取值精确限，在数据统计处理时应予以注意。

3. 测量误差

在体育测量中,测试者应尽量严格掌握测量条件,以使测量结果尽量准确、可靠。但由于测量仪器精度、测量技术、测量方法与条件等限制,各种测量误差的出现在所难免,即没有绝对准确和毫无误差的测量。人们虽然尽力使测量误差减小,但也只能减小到某个程度。

因此,必须了解误差来源,按照误差产生的原因和性质,寻找减少误差的办法。常见的测量误差有如下几种。

(1)抽样误差

抽样误差是由于抽样的原因而引起样本统计量与总体参数之间的差异。在测量过程中,尽管严格遵守抽样原则,但不论用何种方法抽样,从总体中抽取样本进行研究,样本统计量与总体参数都不会完全一致。这是因为个体之间差异是客观存在的,即使采取随机抽样仍然无法避免样本统计量与总体参数之间的差异。一般而言,抽样误差的大小主要取决于样本数量大小、个体差异大小和抽样方法的合理性。所以,在人力、物力、时间等条件允许的情况下,严格遵守抽样原则,扩大样本含量,提高样本对总体的代表性是减少抽样误差的最有效办法。

(2)随机误差

随机误差也称"偶然误差",是指在测量中由一些主观或客观偶然因素引起、又不易控制的测量误差。随机误差产生的原因极为复杂,但存在是绝对的。随机误差大小不固定,忽高忽低,但它随着测量次数的增加,其变化会呈现一定规律性。它总是围绕着被测量的真值波动(真值以重复测量的均值为代表)。所以,除严格按照标准化测量条件要求实施规范化和标准化的测量外,增加测量次数也是减少随机测量误差的有效方法。

(3)过失误差

过失误差是由于测试者过失所造成的误差,如测错、读错、记错等。这类误差只要认真负责,加强测试者的责任心,并加强测试现场的监督检查,严格管理并执行验收制度。在最后资料整理过程中再进一步检查、鉴别,就会避免或减少由于过失误差而得出错误统计结论。

(4)系统误差

系统误差是指在测量中,由于仪器未校正至测试要求,或对测量条件掌握过宽或过严,使测量结果出现规律性的偏大或偏小。这类误差应及时发现并纠正,以免数据统计结果偏离方向。同时,对于事前已知的系统误差,可以进行系统的修正。对于已经出现的系统误差要及时察觉,严格执行标准化测量,随时检查,及时发现并纠正错误,加以排除。另外,通过增加测量次数,也可将由于测量方法掌握过宽或过严而产生的系统误差转化为随机误差,使其降低到最低限度。

(二)测量的可靠性、有效性和客观性

1.测量的可靠性

测量的可靠性又称"信度",是指在相同测量条件下,对同一批受试者使用相同测量手段,重复测量结果的一致性程度,其可分为一致可靠性、稳定可靠性、等价可靠性三类。一致可靠性指同一天内测试者对同一批受试者重复测量结果的一致性程度,从另一个角度来看,还可以认为它是指由多次测量组成的一组测量,内部各次测量结果的一致性程度;稳定可靠性指在两天或数天时间内,测试者对同一批受试者重复测量结果的一致性程度;等价可靠性指在不同的测量时间,对受试者实施难度相同而方式或题目不同的同质测量结果的一致性程度。

通常来说,影响测量可靠性的因素有以下几个。

(1)测量误差

据可靠性理论,直接影响可靠性的最主要因素是测量误差。测量误差越大则可靠性越低,而测量误差越小则可靠性越高。尽可能严格控制测量条件是减少测量误差,提高测量可靠性的有效

方法。

（2）测量的长度

测量的可靠性系数随测量长度（组数、次数）增加而不断提高。1968年，韦斯特在高尔夫球测量中，作了不同天数组合对可靠性影响的研究，结果显示在测量天数相同的情况下，测量长度越长，可靠性系数也就越高。

（3）测量容量与类型

在各种条件相同的情况下，测量容量越大，可靠性越高。当测量容量增加到一定限度后，继续增加对可靠性的影响就不再显著。另外，因受测量时间的限制，测量容量过大时，疲劳、厌倦等情况的发生，将妨碍测量继续实施，反而会起相反作用。而测量类型不同，可靠性高低也会不同。所以，对不同类型测量的可靠性，应规定不同使用水平。

（4）重复测量间隔时间

通常情况下，重复测量的间隔时间，也会对测量的可靠性产生影响。如某项测量指标在一天内多次重复测量结果变化不大，而间隔几日后再次重复测量成绩变化较大，那么，用作多日测量可靠性的估价，计算的可靠性就有高估的倾向，因它只反映了一天内的波动情况。如将间隔几日重复测量结果计算的可靠性，用来估价一天内测量的可靠性的话，就会出现低估的倾向。所以，测量与再测量的间隔时间会对测量的可靠性产生影响。

（5）受试者个体差异及能力水平

受试者能力水平对一次测量的可靠性有着直接的影响。如对同样一项技术重复测量，用于技术水平较高的受试者重复测量，其可靠性较高，对于技术水平较低的人来说，其重复测量结果变化较大，可靠性也随之降低。

除了以上几个因素外，测试环境、仪器及测试人员水平等均会对测量的可靠性有一定影响。因此，为了提高测量的可靠性，应从各个方面进行分析，以排除可能会对可靠性产生影响的因素。

2.有效性

测量的有效性也称为"效度",是指所选择的测量手段在测量欲测属性时的准确性程度。测量的有效性可以分为内容有效性、结构有效性、效标有效性三类。内容有效性是指所选择测量内容反映总体属性的准确性程度;结构有效性是指一组测量所包含的各种属性与总体属性各种拟测成分在结构上的一致性程度;效标有效性是指所选择的测量与效标之间的关联一致性程度。

通常来说,影响测量有效性的因素有以下几个。

(1)效标的选择

由于效标有效性是以所选择的测量指标与效标之间的相关程度来检验其是否有效以及有效性程度高低,所以,效标的选择极为重要。应根据指标的特点以及测量目的等具体情况,选用适宜且可靠性高的效标,以提高测量的有效性。

(2)测量的可靠性

测量的可靠性是有效性的必要前提,一项测量有效性系数的最大值,等于这项测量可靠性系数的平方根。如果某项测量的可靠性不够理想,则势必影响其有效性。可以说,在检验测量有效性之前首先检验指标本身的可靠性,会对有效性产生良好影响。

(3)测量的难度与区分度

区分度是对受试者个体差异程度的分辨能力。区分度高,有效性也会提高,而区分度的高低则取决于测量的难度,难度过高或过低均会影响区分度,使测量的有效性受到影响。调整测量难度,使测量对个体区分程度达到要求,也是提高有效性的方法。

(4)样本含量及其代表性

扩大样本含量,不但可以提高样本对总体的代表性,且可使随机误差趋于减小,测量的可靠性随之提高。除样本含量会对有效性产生影响外,抽样办法也很重要,应坚持随机抽样原则,以免影响样本对总体的代表性。

（5）受试群体特征

同一测量指标会因不同受试群体而体现不同的结果。因为受试群体的年龄、性别、能力个体差异等特征各不相同，只有根据受试群体的实际情况，选择不同测量才可以达到测量目的。一种测量用于某种场合效果极佳，而用于另一场合效果则不甚理想，这说明受试群体特征不同，测量的有效性也就会随之发生变化。例如，引体向上只适用于高中以上男生的上肢肩带肌肉耐力测量，而并不适用于小学生及女生，因为小学生及女生当中的大部分人都无法完成该工作，不能达到测量目的。

3. 客观性

测量的客观性是指不同测试者或同一测试者对同一受试者测量结果的一致性程度。

客观性实际上是测量可靠性意义的延伸与发展，所以，也有人将它称为"评价者的可靠性"。测量的客观性常见于一些评分项目，如体操、花样滑冰等运动。比赛中多名裁判员同时对一名运动员的运动水平进行评分，随裁判员水平的变化，评分的客观性也会发生变化。客观性较高的测量，由不同的测试者对同一受试者实施测量时，会得出极为接近的测量结果，即所有的测量值应具有较高的一致性与稳定性。

客观性系数的变化范围一般在 $0 \sim 1$ 之间，越接近 1，说明测量的客观性越高，反之，测量的客观性越低。一项客观性较低的测量其有效性和可靠性也是比较低的。

通常而言，影响测量客观性的因素主要有以下几个。

（1）测试者（或专家）人数

测试者（或专家）人数会对测量的客观性带来或多或少的影响。人数意见过多容易出现分歧；人数太少个别人意见起的作用过大。所以，应根据受试群体规模、水平等具体情况，选择适宜测试人员（或专家）人数。

（2）测试者的水平

测试者水平的高低直接影响测量的客观性。体育测量中专业水平较高,实践经验较丰富的裁判员评分结果的一致性程度较高;而一些从事裁判工作较少,对测试尺度理解相对肤浅的裁判员测量客观性较差。此外,测试者是否认真负责、是否公正,也会对测量的客观性产生较大影响。

（3）是否实施标准化测量

是否实施标准化测量就是指所选指标是否规范化,测量的条件是否按照要求严格控制,整个测试过程是否实施标准化测量,对测量的客观性来说非常重要。因此,实施标准化测量是提高测量客观性的有效手段。

（4）测试尺度

在一些主观判断因素较多的测试中,如评分运动项目往往因测试者掌握测试尺度不一致,造成测量的客观性较差。因此,尽可能明确规定测试细节,并且将其具体化,尽量减少测量中的主观因素,实施标准化测量,以提高测量的客观性。

（5）测量指标特征

测量指标特征直接影响测量的客观性,特别是一些含主观因素较多的测量指标,测量的客观性相对较差。因此,在条件许可的情况下,应尽量选择可以定量测量的指标,以提高测量的客观性。

三、青少年体质评价的基本内容

评价是对测量结果的价值判断和确定的过程。通常测量所获得的结果是一种原始观测值,不可直接用于评价,只有与某种评价参照标准比较,才能判断和确定其价值的大小。因此,评价是以测量结果为基础,以评价参照标准为依据,并且通过一定的程序和方法来判断测量结果的价值。体育测量与评价是两个相互依存的概念,测量的目的是获取各种信息,即按照一定法则给受试者指派某种属性的数字,这仅是对某种属性进行一定的现状描述,与其价值大小无关。评价的目的则超出了对属性的简单描述,它主要是判断或确定这些测量数字的价值和意义。测量和评价是互相联系的,就二者的关系来说,测量是一种手段,而评价则是最终目的。

(一)评价的基本形式

人们根据教学训练过程的不同阶段将评价分为以下三种评价形式。

1.诊断评价

诊断评价需要通过两种测验获取信息,一是编制能反映身体素质、专项基本技术及基本知识的测验;二是编制有关学习动机、愿望、兴趣等内容的咨询量表。这两种测验一般在学生开始训练之前,根据所获得的各种信息,与原定的目的任务和学生实际情况比较,对即将进行的教学训练计划、内容和方法等做出合理的安排,使其更加具有目的性和针对性,以适应学生的学习,有效提高教学训练的效果。

诊断评价的主要目的是了解学生学习前的身体素质、专项技术及基本知识等现状和初始水平;了解学生学习的动机、愿望、兴趣及要求等情况;根据学生的实际情况科学地制订或修订教学训练计划,有针对性地安排教学或训练的内容和方法。

2.形成期评价

形成期评价是从教学训练开始到结束之前使用的一种评价形式。通常教师为了便于组织教学或训练,根据教学训练总任务、内容及学生情况,将教学训练过程划分为若干阶段,并提出各阶段的任务。形成期评价就是以各教学训练阶段的任务作为评价参照标准,借此编制若干测验,并随着教学训练的进程而付诸测验。形成期评价的程序是:获得各阶段的教学训练信息,与其任务比较,确定是否完成阶段的任务,然后将比较和调整的信息反馈于教学训练。

形成期评价的主要目的是评价教学训练是否完成阶段的任务,诊断存在的问题,及时将调整和改进的信息反馈于教学训练,为后继教学训练提供依据,使教师能够更好地把握整个教学过程,进而使教学训练得到控制;形成期评价还是教学训练过程中必不可少的一种手段,其反馈信息对教师的教与学生的学都有着莫大的益处。

3.终结期评价

终结期评价是在教学训练结束时使用的一种评价形式。它以教学训练总任务作为评价参照标准。评价过程是以总任务为依据编制测验,并在教学训练结束时实施测验,以测验结果来评价教学训练的质量和效果。终结期评价的主要目的在于评价学生的学习成绩。通过评价判断和确定学生完成教学训练任务的程度,在此基础上,也可以解释学生个体之间、个体与群体之间的成绩差异。

终结期评价是整个教学过程的最终评价,除评价学生的学习成绩之外,还可以根据测验的信息评价或总结教学训练过程的各种问题,为下一轮教学训练提供各种改进信息。

(二)评价的参照标准

1.相对评价参照标准

相对评价参照标准是基于测量的原始成绩经统计方法处理而制定的一种参照标准,主要用于评价受试者某单一属性或综合属性的现状。评价方法是将个体的原始成绩与参照标准比较,确定各个体成绩在群体中所处的水平和位置。评价结果可解释个体之间、个体和群体之间在水平或位置上的差异,并以此差异来说明个体成绩的价值和意义。

由于相对参照评价标准是用于评价个体的现状和水平的,所以,在制定参照标准时,必须要以特定的受试者在标准化测量中获得的原始观测值,并经过数理统计方法来建立评价标准。以此建立的评价参照标准,一般适用于同一总体样本的评价。如某校根据本校学生运动能力情况制定的参照标准,只能用于对本校学生的评价,而不适用于他校学生的评价。

通常而言,相对评价参照标准的使用时间以 3～5 年为宜。超过了这个时限,就要对其进行修订,否则,会造成评价结果高估或低估的现象。

2.绝对评价参照标准

绝对评价参照标准是根据教学训练的需要,提出受试者经过努力才能达到的一种参照标准。这种参照标准主要用于评价个体和群体能否达到预期的目标,而不是评价受试者的现状水平。评价方法是将受试者的原始成绩与预定的参照标准进行比较,判断其是否达到了这一标准。评价结果可解释为是否达到标准或达到标准的程度。

绝对评价参照标准与受试者学前的现状和水平有一定的差距,而根据教学训练的需要提出的目标或标准,是一种理想的、导向性的标准。在制定绝对评价参照标准时,可以采用经验与理论结合的逻辑方法、趋势预测的方法和数理统计的方法。不管采用哪一种方法都要根据教学训练的需要、评价的目的和受试者实际情况,制定既有一定难度又符合实际的参照标准。

第二节　青少年身体形态测评

一、身体形态概述

身体形态是反映人体外表结构和生长发育水平的重要指标。这些指标主要包括身高、坐高、体重、胸围、肩宽、骨盆宽、臂围、上肢长、下肢长、腰围等。每个人的局部形态特点可以通过自身的身体形态指标反映出来,遗传因素是影响青少年身体形态指标的主要因素。

运动项目不同,对运动员的身体形态选材标准也不同,所以,应结合运动专项特点来确定运动员的选材标准。通常,每一个运动项目要求运动员的身体形态符合本运动项目的运动专项特点的基本要求,这关系到运动项目的合理选材问题。

二、身体形态的测量内容

根据人体形态的具体标准,人体形态的测量主要包括以下内容。

(一)身高

身高,也称"空间整体指标",是个体纵向发育水平的重要指标之一,具体是指人体从站立底面到头顶点的垂直距离。人体身高受遗传因素和环境因素的制约和影响,身高的遗传度较高,很大程度上取决于父母的遗传基因,男孩遗传度为 75%,女孩遗传度为 92%。利用哈费利采克公式,可以预测出身高,公式如下:

儿子身高=(父亲身高+母亲身高)×1.08/2

女儿身高=(父亲身高×0.923+母亲身高)/2

对青少年身高测量的具体方法是:受试者赤足,在地板上做好立正姿势,背部与身高坐高计紧靠,足跟、骶骨和两肩胛间接触立柱,耳眼处水平位。测试者向下滑动水平压板直到受试者头顶,双眼与压板水平,观察读数,并将测量值记录下来。

在测量青少年身高时,需要注意如下几点。

(1)要水平放置身高坐高计,立柱的刻度尺与光源面对。

(2)测量时,受试者足跟、骶骨和肩胛骨间要与立柱紧靠。

(3)水平压板与受试者头顶接触,二者之间要保持适度的松紧程度,有发髻的受试者应把发髻放下。

(4)测量单位是厘米,测量结果保留小数点后一位数,测量误差要不超过 0.5 厘米。

（二）体重

体重是衡量人体骨骼、肌肉、皮下脂肪及内脏器官等综合重量发展变化的指标。遗传、性别、年龄、季节、身体锻炼、伤害、疾病等因素都会对人的体重造成影响。

测量的方法为：受试者赤足、身着薄衣裤站立于体重计中央，测试者移动刻度尺稳定在水平位后读数并记录其重量值。

在为青少年测量体重时，需要注意以下几点。

（1）保证测量仪器正常，受试者衣着合格（男性被测者只准穿短裤，女性可穿背心）。

（2）测量时间最好在上午 10 点左右为宜，排尽大小便。

（3）每测 50 人后校正仪器的准确度，测试完毕应检查仪器。

（4）测量单位是千克，测量结果对小数点后一位数进行保留。

（三）坐高

坐高是指人体取正位坐姿势时头和躯干的总长度，它通常用来反映人体躯干的生长发育状况以及躯干与下肢的比例关系。

测量的方法为：被测者端坐在身高坐高计底板上，头正，躯干挺直紧靠立柱，测试者向下滑动水平压板直到受试者头顶，两眼与压板呈水平位，观察读数，对测量值进行记录。

测量坐高时应该注意以下几点。

（1）测量过程中，受试者骶骨部和肩胛骨间紧靠支柱并坐直。

（2）其他注意事项同身高的测量。

（3）测量单位是厘米，测量结果对小数点后一位数进行保留，测量误差不超过 0.5 厘米。

（四）胸围

胸围的测量应该从肩胛下角下缘开始，男性到乳头上缘，女性到乳头上方第四肋骨处,是胸部的水平围长。青少年的胸廓大小和胸部肌肉发育状况能够通过胸围间接反映出来,胸围这一形态指标能够很好地反映青少年的体型和健康状况。

胸围的测量方法:男子上体赤裸,自然站立,自然呼吸,检测者将软带尺上缘放在男子背部的肩胛骨下角,在胸部则用软带尺下缘置于乳头上进行计量;女子戴胸罩,将软带尺置于背部两肩胛骨下角、胸部置于乳头上缘进行计量。

在测量青少年的胸围时应注意以下几点。

(1)受试者不得低头、耸肩、呼气。

(2)软带尺的松紧程度要适当。

(3)受试者接受测量时,有一人在其背后协助测试人员把软带尺围定于肩胛下角下缘,防止尺子下滑,软带尺要保持水平。

(4)只测受测者的静气围(即平静时呼气末而吸气尚未开始时的胸围大小)。

(5)测量单位是厘米,测量结果对小数点后一位数进行保留,测量误差不得超过1厘米。

(五)腰围

腰围也称"腹围",是指人体腰部围度的大小,可以反映人体腰部肌肉发育水平及腹部皮下脂肪厚度和沉积状况。

腰围的测量方法:受试者自然站立,测量者将软带尺置于受试者脐上,以水平位绕腹一周,取其自然呼吸时的计量值。

测量腰围时应注意以下两点。

(1)运动后不宜即刻测量腰围。

(2)测量单位是厘米,测量结果对小数点后一位数进行保留,测量误差不得超过0.5厘米。

(六)骨盆宽

骨盆宽是指骨盆左右两端髂骨嵴外缘突出点之间的直线距离,它反映了人体骨盆的发育情况,是运动选材的重要参考指标之一。

骨盆宽的测量方法为:受试者并拢两腿自然站立,检测者与被测者面对,用测径规的两脚端分别放在被测者骨盆左右两髂骨嵴外缘,计取其最宽部距离,计量其水平直线距离。

测量骨盆宽时应注意以下两点。

(1)受试者体重应均匀落在两脚上,避免骨盆倾斜。

(2)测量单位是厘米,测量结果对小数点后一位进行保留,测量误差不超过0.5厘米。

三、身体形态的测评指数

指数是根据测试指标的相互关系,借助于数学公式将多个指标结合为某种相对指标。目前,人体形态的指标主要有以下几种。

(一)克托莱指数

克托莱指数,也称"体重—身高指数"或"肥胖指数",其广泛应用于人类学研究和人体测量与评价中。克托莱指数具体是用来表示每1厘米身高的体重,人体的围度、宽度、厚度以及人体组织的密度能够通过克托莱指数反映出来。肥胖指数这一复合指标能够对人体形态发育水平和匀称度进行评价。

计算公式:体重(千克)/身高(厘米)×1000。

例如,测得某男性受试者的体重为65.5千克,身高为170.5厘米。其克托莱指数为:65.5/170.5×1000=384.2。

青少年身体形态评价标准具体可以参考表2-1。

表2-1 克托莱指数评价表

性别	年龄/岁	P_{10}	P_{25}	P_{50}	P_{75}	P_{90}	P_{97}
男	20~24	310.5	332.5	360.3	395.5	435.2	483.8
	25~29	320.3	343.5	375.4	415.7	455.9	499.0
	30~34	324.8	351.5	388.0	427.7	465.9	506.5

性别	年龄/岁	P_{10}	P_{25}	P_{50}	P_{75}	P_{90}	P_{97}
女	20～24	284.2	302.6	326.3	352.8	381.9	416.0
	25～29	288.2	308.0	332.7	362.1	395.6	434.5
	30～34	296.9	317.7	343.7	374.8	407.6	449.2

（二）身体质量指数

身体质量指数，又称"身体质量指数""体质指数"，是用体重千克数除以身高米数平方得出的数字。身体质量指数主要用于衡量人体胖瘦程度以及是否健康，常用于统计研究。

计算公式：体质指数（BMI）＝体重（千克）/身高（米）的平方。

例如，测得某男性受试者的体重为 65.3 千克，身高为 1.7 米。其体质指数为：$65.3/1.7^2 = 21.9$。

BMI 有四个级别划分标准，作为衡量人体整体肥胖程度的简便指标在国际上广泛应用，我国对 BMI 的界限具体如表 2-2 所示。

表 2-2 BMI 组别划分标准

组别	BMI 标准
轻	BMI<18.5
正常	18.5≤BMI<24.0
超重	24.0≤BMI<28.0
肥胖	BMI≥28.0

青少年 BMI 评价标准参考表 2-3。

表 2-3 BMI 评价表

性别	年龄/岁	P_{10}	P_{25}	P_{50}	P_{75}	P_{90}	P_{97}
男	20～24	18.5	19.7	21.3	23.2	25.5	28.1
	25～29	19.1	20.4	22.2	24.4	26.7	29.0
	30～34	19.5	20.9	23.0	25.2	27.3	29.5

续表

性别	年龄（岁）	P₁₀	P₂₅	P₅₀	P₇₅	P₉₀	P₉₇
女	20～24	18.0	19.1	20.6	22.2	24.0	26.1
	25～29	18.4	19.6	21.1	22.8	24.8	27.4
	30～34	18.9	20.2	21.7	23.6	25.7	28.2

（三）比胸围指数

比胸围指数是人体形态测量复合指标之一，它主要通过人体自身的胸围与身高之比，或胸围减去二分之一的身高值来反映胸廓的围度相对比值用以衡量发育水平。在体质综合评价中具有重要参考作用。

计算公式：胸围/身高×100。计量单位：厘米。

例如，测得某青少年男生身高为 171.6 厘米，胸围为 81 厘米。其胸围指数为：81/171.6×100＝47.2。

青少年比胸围指数评价标准具体参考表 2-4。

表 2-4 比胸围指数评价表

性别	年龄（岁）	P₁₀	P₂₅	P₅₀	P₇₅	P₉₀	P₉₇
男	20～24	45.8	47.7	49.9	52.4	55.0	58.2
	25～29	46.9	48.8	51.1	53.7	56.3	59.0
	30～34	47.7	49.9	52.3	54.9	57.5	60.1
女	20～24	46.8	48.8	51.2	53.6	56.2	59.4
	25～29	47.5	49.5	51.9	54.5	57.3	60.7
	30～34	48.1	50.3	52.7	55.4	58.5	61.9

第三节　青少年身体机能测评

一、身体机能概述

身体机能是指人的整体及各身体系统、器官等组织成分表现出来的生命活动。通常而言,身体机能水平越高则运动潜能越大,越有可能将优异的运动水平表现出来。良好的身体机能是青少年身体健康的重要基础。

二、身体机能的测评内容

(一)呼吸机能测评

1.肺活量测试

肺活量是指个体以最大的力吸气,之后再做最大呼气时所排出的气量。肺活量的大小可以反映肺的容积和呼吸机能的潜力。肺活量受遗传的因素较小,遗传度仅为 30%,可以通过后天的训练而改变。因此,在青少年儿童选材中对肺活量的测量可以放宽要求,只要处于正常值便可。通常来说,肺活量与年龄呈正相关关系。

测试肺活量的方法:受试者面对肺活量计站立,先做一两次深呼吸,再吸一口气后将气尽量呼出,直到不能再呼气为止。测量三次,取最大值。呼气时要保持身体直立,不许弯腰和换气。测量肺活量用的吹嘴要消毒,一个吹嘴只能允许一人使用。根据相关调查得知,我国男子肺活量正常值约为 3500~4000 毫升,女子约为 3000~3500 毫升。

在测试肺活量时需要注意如下几点。

（1）使用前必须对肺活量计进行检验,仪器误差不得超过2%。

（2）测试前应对测试方法进行详细讲解,必要的话要先做示范,受试者可试吹一次。

（3）受试者要充分地吸气和呼气,但是不要过猛地呼气,防止因为没有充分呼吸而导致漏气,尤其要防止用鼻子反复吸气对测试结果造成不好的影响。

（4）测试必须用一次性吹嘴。如不能实现,应在下一测试者使用前进行严格的消毒。

（5）对一些对测试方法和要领始终不能掌握的受试者,要在记录数字旁注明,不进行统计。

测试评价:肺活量越大者,说明呼吸机能越好。

2.五次肺活量试验

五次肺活量的测试方法:对五次肺活量进行连续测试,每次间隔15秒(包括吹气时间在内),对每次测试的结果进行记录。

在进行五次肺活量测试时应注意用同肺活量测试。

测试完后统计结果,如果各次肺活量值基本相同或逐次增加,那么,说明测试者的呼吸机能良好。如果五次结果逐渐下降,尤其是最后两次明显下降,那就说明测试者机能不良(如机体疲劳、有病等)。

3.肺活量运动负荷试验

肺活量运动负荷试验的具体方法为:先测安静状态下的肺活量,然后作定量负荷运动(如30秒20次蹲起、一分钟台阶试验或三分钟原地高抬腿跑等),运动后立即测肺活量,每分钟一次,共测五次,记录结果。

肺活量运动负荷试验应注意事先采用同肺活量测试。

负荷后的五次肺活量结果逐渐增大或保持安静,则是测试者机能良好的表现;如果运动后的五次结果逐渐下降,到第五分钟还没有恢复到负荷前水平,这就是系统机能不良的表现。

4.屏气试验

测量受测者深吸气(或深呼气)后的屏气时间的试验,就是所谓的屏气试验。

屏气试验的测试方法为:试验前先令受测者安静休息,自然呼吸,当听到"开始"的口令时,受测者做一次深吸气(或深呼气)后立即屏气(为防止漏气可用手捏住鼻子),同时,开始用秒表计时,直至不能再屏气时为止,记录下测试的时间。根据相关调查得知,深吸气的屏气时间,通常我国健康男子为35～45秒,女子为25～35秒。深呼气后的屏气时间,一般健康男子为20～30秒,女子为15～25秒。

一般来说,屏气时间越长,对缺氧的耐受能力和碱储备水平就越高。

5.重复屏气试验

重复屏气试验的方法为:连续测量受测者三次屏气的时间,每次间隔45秒。

如果重复测量的屏气时间逐次延长,表示呼吸循环系统的机能水平好。延长的时间越长,表示机能水平越好,否则,就说明机能水平差。

(二)感觉机能测评

感觉是神经系统对外界刺激的直接反应,是个体从事体育运动的重要物质基础,通常个体的感知觉越精细,动作越协调,动作的灵敏度越高。因此,感知觉功能的好坏直接影响运动者的运动水平和成绩。个体的感觉主要有外部感觉(如听觉、皮肤感觉等)和内部感觉(如运动觉、平衡觉、机体觉等)两种。下面仅就其中比较常见的感觉进行介绍。

1.视觉

视觉在一定程度上受遗传因素影响,色盲为单基因遗传,与生俱来。运动对运动者的视觉要求较高,视觉也是运动选材的重要指标之一。通常教练员要考虑运动项目对运动员的视力有一定的要求,还要充分考虑运动员的立体视觉。立体视觉是一个反映远距离视觉平衡能力的指标。以球类运动为例,它对运动员精细、准确地判断人与球的空间关系和距离具有重要的作用。

2.臂、腿动觉

臂、腿动觉可反映个体臂、腿本体感觉的准确性,拥有良好的本体感觉对大学生学习运动技术技能有着非常重要的作用。本体感觉越准确越有助于运动水平和技术技能水平的提高。

通过对大学生的感觉机能进行测量,可使大学生体验到在身体练习中如何更快地掌握不同运动项目的技术,有助于提高大学生相应动作技术的运用质量。

以单脚支撑维持身体平衡测量为例,测评方法具体如下。

测试方法:受试者单脚支撑地面,另一只脚放在支撑腿膝部的内侧,两手侧方向平举。在受试者非支撑腿离地的瞬间开始计时。受试者尽可能长时间地保持平衡姿势。如果其非支撑脚着地,即刻停止计时。受试者计算闭眼单脚站立维持平衡的时间。测量两次。

取两次测试中的最佳值,记录测验成绩,具体评价标准参考表 2-5。

表 2-5　闭眼单脚站立测验评价标准　　　　单位:秒

性别	年龄/岁	P_{10}	P_{25}	P_{50}	P_{75}	P_{90}	P_{97}
男	20～24	6.0	13.0	27.0	59.0	99.0	150.0
	25～29	5.0	11.0	24.0	49.0	86.0	143.0
	30～34	5.0	10.0	20.0	42.0	75.0	125.0

续表

性别	年龄（岁）	P_{10}	P_{25}	P_{50}	P_{75}	P_{90}	P_{97}
女	20～24	6.0	12.0	25.0	53.0	97.0	150.0
	25～29	5.0	10.0	22.0	46.0	84.4	148.0
	30～34	5.0	9.0	19.0	40.0	73.0	128.0

3.动作频率感觉

动作频率感觉是反映个体摆臂与抬腿的动作频率感及最高动作频率的重要指标。测试动作频率感觉时要注意记录摆臂、摆腿的最高频率及复制误差，通常频率越高，误差越小，说明运动员的动作频率感越强。

（三）循环机能测评

人体的循环系统主要是由心血管系统构成的闭锁管道。它能有效反映个体的身体发育水平、体质状况以及运动训练水平。一般来说，在体质健康测评中，最常用于测量个体身体循环机能的测量指标是脉搏和血压。

在大学生体质健康测试中，对大学生脉搏和血压的测量主要目的在于了解其机体运动前后心血管系统的变化规律和特点。一般采用台阶试验测量。台阶试验是一项定量负荷机能试验，可以间接推断机体的耐力。该试验主要是通过有节律的登台阶运动持续时间（秒）与规定的脉搏次数的比值评定个体的心血管机能水平。一般来说，指数越大，说明心血管机能水平越高。

对心血管机能进行测评的方式主要有如下两种。

1.一次负荷试验

（1）台阶试验
台阶测试的方法具体如下。
第一，受试者在台阶前面站立，以节拍器发出的 30 次分频率的提示音为标准做上、下台阶运动。当受试者听到第一声响时，一只脚踏在台子上；听到第二声响时伸直踏台腿，接着另一只脚跟上在台上站立；听到第三声响时，先踏上台的那只脚下来；当受试者听到第四声响时，另一只脚下地，还原成预备姿势。如此连续做3分钟。

第二，运动结束后，让受试者迅速在椅子上静坐，把测试仪的指脉夹夹在受试者的中指前方，测试仪将对受试者的三次脉搏数进行自动采集；对脉搏进行人工测试时，测试者在受试者结束测试运动后对其1~1.5分钟、2~2.5分钟、3~3.5分钟的三次脉搏数进行分别记录。

第三，完成整个测试后，测试者把运动时间和受试者的三次心率值在卡片中记录。

第四，如果受试者无法坚持做完运动，或在测试中连续三次都跟不上频率，测试人员即可对受试者的运动进行阻止，然后，用同样的方法测取受试者的三次脉搏数，然后，在卡片中做记录。

进行台阶测试时要注意以下几点。

第一，测试前，受试者不可以做任何剧烈活动。如果大学生的心脏功能不好或有不同程度心脏疾病，不能接受测试。

第二，受试者做上、下台阶运动要严格按照节拍器的节奏完成。

第三，受试者登上台阶后要伸直腿，不能弯曲膝盖。

第四，测试人员要严格按照测试方法的要求，对受试者的三次30秒的脉搏数进行准时、准确记录。

第五，测试人员在仪器测试脉搏时，应经常用手号脉，对比测试仪器，如果十次脉搏误差超过两次，可认为仪器不准，及时使用人工测试方法进行测试。

台阶试验的评价计算公式为：

$$台阶指数 = \frac{运动持续时间（秒）\times 100}{(f_1 + f_2 + f_3)\times 2}$$

（2）30秒做20次蹲起

30秒做20次蹲起的测试方法：让受测者静坐十分钟，测量安静时心率和血压,然后,令其 30 秒匀速蹲起 20 次。蹲起至 20 次结束后立即测 10 秒的脉搏,紧接着在后 50 秒内测血压。如此连续测三分钟。

30 秒做 20 次蹲起测试的注意事项如下。

第一,下蹲时足跟不离地,两膝要深屈,两上肢前平举。

第二,起立时恢复站立时姿势。

测试评价:如果负荷后脉搏上升不多,血压中等升高,三分钟内血压、脉率基本恢复到安静时水平,说明实验者的心血管机能良好;如果负荷后脉搏明显上升,血压上升不明显或明显,三分钟内脉搏和血压均未恢复到安静时水平,那就说明实验者的心血管机能较差。

(3)原地 15 秒快跑

原地 15 秒快跑的测试方法:首先测定受试者处于安静状态下的脉搏和血压,然后,令其以 100 米赛跑的速度原地跑 15 秒后,立即测 10 秒的脉搏,紧接着在后 50 秒内测血压。连续测试 4 分钟。

原地 15 秒快跑的注意事项如下。

第一,跑步结束后立即测试受试者的脉搏。

第二,跑动过程中应严格按照 100 米赛跑的速度跑动。

以负荷后心率和血压升降幅度及其恢复时间为主要依据进行测定。通常情况下,测定的结果有五种类型,即正常反应、紧张性增高反应、梯形反应、紧张性不全反应和无力性反应。测试过程中要以具体情况为主要依据来做出具体分析,在评定试验结果时,要通过多次重复测定才能做出结论。

2.联合机能试验

联合机能试验主要由三部分组成,即原地高抬腿跑、30 秒 20 次蹲起和 15 秒快跑。负荷强度大,试验时间长。

联合技能试验的测试方法:先按一次负荷试验的方法,对安静时的心率和血压进行测量,接着按顺序做三个一次负荷试验。

具体的试验方法如下。

(1)原地慢跑 3 分钟(男)或 2 分钟(女),速度为每分钟 180 步。跑后测量五分钟恢复期心率和血压。

(2)30 秒 20 次蹲起做完后测量恢复期的心率和血压,共测 3 分钟。

(3)15 秒原地快跑要求以百米赛跑速度进行,跑后测量恢复期心率和血压,共测 4 分钟。

参照 15 秒快跑一次负荷试验的五种反应类型来对心血管系统机能的水平进行评定。

第四节　青少年身体素质测评

一、力量素质测评

(一)一分钟仰卧起坐

受试学生在软垫上仰卧,屈膝使大小腿垂直,头枕在十指交叉的双手上。同伴将受试学生踝关节握住,避免其在运动时脚离地。测试开始后,受试学生收腹坐起,双肘过膝,然后,还原仰卧(图 2-1)。工作人员记录一分钟内受试学生总共完成的次数。

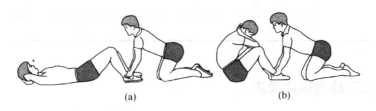

(a)　　　　　　　　　　(b)

图 2-1　仰卧起坐示范图

大学生在一分钟仰卧起坐的次数越多,则受试者腹肌力量和耐力就越强。

在《国家学生体质健康标准》中,女学生一分钟仰卧起坐测试的评价标准见表2-6。

表2-6　女学生一分钟仰卧起坐评价标准　　　　单位:次

等级	成绩	大一、大二	大三、大四
优秀	100	56	57
	95	54	55
	90	52	53
良好	85	49	50
	80	46	47
及格	78	44	45
	76	42	43
	74	40	41
	72	38	39
	70	36	37
	68	34	35
	66	32	33
	64	30	31
	62	28	29
	60	26	27
不及格	50	24	25
	40	22	23
	30	20	21
	20	18	19
	10	16	17

(二)原地纵跳摸高

学生右手中指沾白粉末,侧对墙而立,身体向墙壁靠拢,右脚靠墙根,右臂充分上举,中指尖点指印。测量指印高度,然后,让学生离墙20厘米向上起跳摸高(图2-2)。每个学生都有三次测试机会,取其中最佳一次成绩为最后测试成绩。

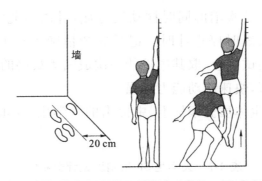

墙

20 cm

图 2-2 原地纵跳摸高示范图

原地纵跳摸高数值大,说明学生下肢拥有很好的爆发力。数值愈大,爆发力越强。

二、速度素质测评

(一)坐姿快速踏足

学生在车鞍上坐好,两手将车把扶住,大腿水平,大、小腿垂直。双脚迅速上下交替踏足,测试时间为 10 秒,记录计数器数值。每个学生都有两次测试机会,取其中最佳一次的成绩为测试的最后成绩(图 2-3)。

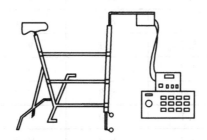

图 2-3 坐姿快速踏足测评仪器

踏足次数越多,动作速度越快。

(二)50 米跑

两人一组,做站立式起跑的准备姿势,听到哨声后快速向终点跑进。发令员吹哨的同时摆动发令旗,计时员此时开表计时,学生跑到终点线时停止计时。记录成绩精确到 0.1 秒。每个学生都有两次测试机会,取其中最佳一次成绩为最终的测试成绩。

时间越短,快速跑动能力越强。

《国家学生体质健康标准》中提出的大学生 50 米跑测试评分标准见表 2-7。

表 2-7 大学生 50 米跑测试评分标准　　　　单位:秒

等级	成绩	男生		女生	
		大一、大二男生	大三、大四男生	大一、大二女生	大三、大四女生
优秀	100	6.7	6.6	7.5	7.4
	95	6.8	6.7	7.6	7.5
	90	6.9	6.8	7.7	7.6
良好	85	7.0	6.9	8.0	7.9
	80	7.1	7.0	8.3	8.2
及格	78	7.3	7.2	8.5	8.4
	76	7.5	7.4	8.7	8.6
	74	7.7	7.6	8.9	8.8
	72	7.9	7.8	9.1	9.0
	70	8.1	8.0	9.3	9.2
	68	8.3	8.2	9.5	9.4
	66	8.5	8.4	9.7	9.6
	64	8.7	8.6	9.9	9.8
	62	8.9	8.8	10.1	10.0
	60	9.1	9.0	10.3	10.2
不及格	50	9.3	9.2	10.5	10.4
	40	9.5	9.4	10.7	10.6
	30	9.7	9.6	10.9	10.8
	20	9.9	9.8	11.1	11.0
	10	10.1	10.0	11.3	11.2

三、耐力素质测评

（一）800 米跑（女）或 1000 米跑（男）

两人一组在起跑线后站立准备，发令员吹哨后，学生立即起跑，吹哨的同时摆动发令旗，此时计时员开始计时，学生跑完全程后停止计时，记录成绩精确到 0.1 秒。每个学生只有一次测试机会。

时间越短，耐力水平越高。

《国家学生体质健康标准》中提出的大学生耐力跑测试评分标准见表 2-8。

表 2-8　大学生耐力跑测试评分标准

等级	成绩	男 1000 米		女 800 米	
		大一、大二	大三、大四	大一、大二	大三、大四
优秀	100	3′17″	3′15″	3′18″	3′16″
	95	3′22″	3′20″	3′24″	3′22″
	90	3′27″	3′25″	3′30″	3′28″
良好	85	3′34″	3′32″	3′37″	3′35″
	80	3′42″	3′40″	3′44″	3′42″
及格	78	3′47″	3′45″	3′49″	3′47″
	76	3′52″	3′50″	3′54″	3′52″
	74	3′57″	3′55″	3′59″	3′57″
	72	4′02″	4′00″	4′04″	4′02″
	70	4′07″	4′05″	4′09″	4′07″
	68	4′12″	4′10″	4′14″	4′12″
	66	4′17″	4′15″	4′19″	4′17″
	64	4′22″	4′20″	4′24″	4′22″
	62	4′27″	4′25″	4′29″	4′27″
	60	4′32″	4′30″	4′34″	4′32″

续表

等级	成绩	男 1000 米		女 800 米	
		大一、大二	大三、大四	大一、大二	大三、大四
不及格	50	4′52″	4′50″	4′44″	4′42″
	40	5′12″	5′10″	4′54″	4′52″
	30	5′32″	5′30″	5′04″	5′02″
	20	5′52″	5′50″	5′14″	5′12″
	10	6′12″	6′10″	5′24″	5′22″

（二）引体向上

受试学生在高单杠上直臂悬垂，双手正握单杠，间距同肩宽，待身体保持静止后，两臂发力带动身体向上，直至下颏超过横杠上缘，然后还原，重复进行，记录完成次数。每个学生只有一次测试机会（图 2-4）。

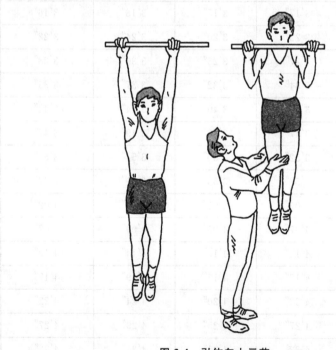

图 2-4　引体向上示范

次数越多,说明上肢肌群和肩带肌群的力量及动力性力量耐力越好。

《国家学生体质健康标准》中提出的大学男生引体向上测试的评分标准见表2-9。

表2-9 大学男生引体向上测试评分标准 单位:秒

等级	成绩	大一、大二	大三、大四
优秀	100	19	20
	95	18	19
	90	17	18
良好	85	16	17
	80	15	16
及格	78	—	—
	76	14	15
	74	—	—
	72	13	14
	70	—	—
	68	12	13
	66	—	—
	64	11	12
	62	—	—
	60	10	11
不及格	50	9	10
	40	8	9
	30	7	8
	20	6	7
	10	5	6

第三章　我国青少年体质健康问题
调查与影响因素分析

　　青少年体质健康是我国体质健康研究的重要领域之一,直接影响着我国人口的综合素质,也直接关系到社会、国家的未来发展。对于青少年而言,良好的体质健康水平是其学习、生活与步入社会的基础保障。因此,要重视对青少年体质的研究,积极促进青少年体质的增强。本章主要对我国青少年体质健康问题调查与影响因素进行分析。

第一节　我国青少年体质健康现状与问题调查
——以河北地区为例

　　通过在前期研究河北省社会科学发展研究课题"'复兴梦'视域下的河北省青少年身体素质持续下降预防体系的构建"的基础上,可以看出 2000—2014 年,我国青少年体质状况动态变化的基本特征是:身体形态生长水平呈现持续增长趋势,肥胖检出率持续上升;肺活量和绝大多数身体素质指标水平在 2005 年以前多为持续下降,2010 年开始止"跌"回升,出现上升拐点。但是,中小学生视力不良检出率仍然居高不下,持续呈现低龄化倾向;大学生的耐力、速度、爆发力、力量素质持续下降,已经成为制约国民身体素质提高的瓶颈。

第二节　青少年体质健康发展需求分析

一、青少年体质健康发展需求的本质

青少年体质健康发展需求的本质是增强身体的适应能力。对我国青少年进行分析,初中阶段的学生进行体育运动主要看自身兴趣,但是学校体育课不合理、运动器材少,学生对体育活动缺少兴趣。高中生为高考而锻炼,学习紧张,活动的时间主要是上体育课,有时体育课还用来补其他学科的课,所以,体能锻炼时间几乎没有。应试教育之下,高中生为了考大学不断迫使自己学习。因此,青少年体质健康需求关系到青少年体质健康服务体系能否真正发挥作用,它是青少年体质健康服务体系构建的前提条件。

从上述状况出发,有必要对青少年体质健康发展需求的概念进行分析。需求是指"因需要而产生的要求";心理学上指"引起个体行为的内在动力"。

青少年体质健康需求可视为因青少年体质健康需要而产生的要求。在很大程度上,体质健康需求规定了人们追求体质健康的行为方式和内容。青少年体质健康水平尽管可能存在某种先天因素,但后天的干预更重要。客观事物总要遵循某种因果规律。"需求决定供给",如果不能明确体质健康需求的具体指向,就不可能有明确的体质健康服务供给。对青少年的体质健康服务必须以满足他们的有效需求为前提,才可能调动体质健康参与兴趣,进一步将这种动机转化为行动。[①]

---

① 李建臣,任保国.青少年体能锻炼与体质健康[M].北京:化学工业出版社,2014:29.

二、青少年体质健康发展需求的内容

人的动机和需要因个体、环境的差异而不同,即便对于同一个体而言,人的动机和需要也可能随着内外因素的改变而改变。从某种程度而言,青少年的体质健康需求是可以塑造的。也就是说,就青少年体质健康需求的内容而言,确实存在着一定差异,但这并不意味着束手无策,可以通过体质健康教育合理引导、刺激青少年的体质健康需求,通过这种外在的干预,不仅可以使一些潜在的或不存在的体质健康需求转化为显在的或实在的体质健康需求,还可以把一些不合理的体质健康需求(个别青少年在体质健康的认识及行为上存在着误区)转化为科学的体质健康需求。[①]

根据青少年以及人类需求动机的规律特点,青少年体质健康需求并不是完全自发形成的,而是对青少年施加体质健康教育并进行正确引导的结果。

就人类目前对健康的认识水平看,人们认识到影响体质健康的因素是多方面的,诸如遗传、自然环境、教育、生活习惯、个性心理、营养、体育活动以及社会文化环境等,在众多的影响因素中,体能锻炼是最能积极促进体质健康的因素,甚至可以说,体能锻炼在提高青少年体质健康水平中的作用无以替代。

因此,我们必须以体能锻炼作为提高青少年体质健康水平的核心手段。事实上,任何一种需求均是一个复杂的体系。以体能锻炼为例,根据从事体能锻炼的特点,使青少年体能锻炼顺利开展,离不开必要的场地设施、体育组织、健康信息指导和体育资金等条件。进一步考察,又需要一些必要的体育政策法规、体质健康监测反馈和体育舆论氛围等。因而,就青少年体质健康需求中的体能锻炼需求而言,包括体育活动、体育组织、体育场地设施、健康信息指导、体育资金、体育制度法规、体育舆论氛围和体质健

---

① 李建臣,任保国.青少年体能锻炼与体质健康[M].北京:化学工业出版社,2014:29.

康监督反馈等需求要素(图 3-1)。

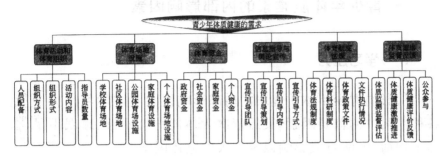

图 3-1　青少年体质健康的需求

(资料来源:李建臣、任保国,2014)

第三节　青少年体质健康的一般影响因素

作为健康的青少年,应该具有强健的体魄、坚强的意志以及积极向上的精神状态,只有健康的青少年才能够促进民族的不断兴盛,推动社会的不断进步,才能够不断提高国家的综合国力。

改革开放以来,我国的青少年体育事业蓬勃发展起来,学校的体育工作取得了很大的成绩,青少年营养水平以及形态发育水平的不断提高也一定程度上提升了全民的健康素质。但是,我们应该清楚地意识到:一方面受片面追求升学率的影响,社会以及学校中普遍存在着"重智育、轻体育"的思想观念,学生的课业负担普遍繁重,休息与运动锻炼的时间非常不足;另一方面,由于教学条件以及师资力量等方面的不足,学生的体育课与体育活动不能得到有效保证。最近几年的体质健康监测表明,青少年身体的耐力、力量以及速度等体能指标持续下降,视力的不良率一直维持在较高的水平,城市中超重以及肥胖的青少年比例明显提升,很多农村青少年的营养状况需继续改善。这些存在的问题如果得不到及时有效的解决,就会对青少年的健康成长造成非常不利的影响,甚至会影响到国家以及民族的未来发展。

从影响青少年体质健康的因素来看,可以分为外部因素与内部因素。

一、青少年体质健康的内部影响因素

(一)学习压力

从影响青少年体质健康的内部影响因素看,"学习压力大"是各种因素中的首要因素,其后依次为体能锻炼不够、睡眠不足、营养不均衡、生活习惯影响以及先天的遗传因素。

在我国当前这种考试制度下,青少年为了应对文化课的考试,必须把大部分的精力投入到文化课的学习与作业当中,忽视体能锻炼促进健康活动或者是在升学考试的关键时期(初三、高三)被迫中止体能锻炼促进健康活动的现象比比皆是。

如果长期如此,随着青少年年龄的不断增长以及身体的发育与心理的发育,他们对于体能锻炼促进体质健康的态度、兴趣以及理解等都会产生消极的变化。实际上,大多数的青少年非常了解体能锻炼对于体质健康的重要意义,但是为了提高自身的体质健康水平进行有目的、经常性的体质锻炼的青少年越来越少,加之社区适合青少年体质锻炼的设施器材很不完善,使得很多青少年逐渐淡化了体能锻炼促进体质健康的健康意识。

(二)遗传因素

遗传因素对青少年的体质水平具有较大的影响,但只是提供了一定的可能性,后天环境与主客观条件对体质水平造成的影响更突出。一些遗传学研究专家认为,先天遗传因素与后天环境因素共同影响并决定着人体的一切外在表现。

在青少年的所有性状中,很多都会受到遗传因素的影响。人们一般运用遗传度来对人类的性状进行计算,目的是对先天遗传因素和后天环境因素影响某一性状的程度进行判断与比较。所谓遗传度,指的就是某一特定性状在总的变异中,遗传因素占有多大比例,环境因素占有多大比例。[①]

通常用百分号来表示遗传度。如果人体的某一性状是以遗传因素为主,那么,这一性状就有很高的遗传度;如果某一性状以环境因素为主,那么,这一性状就有较低的遗传度。下面对与体质相关的重要指标的遗传度进行详细分析。

1.生化指标的遗传度

青少年生理机能的好坏和运动素质的高低直接受其代谢特点与生化过程的影响。据生理学的相关研究发现,一定意义上来说,遗传因素决定了人体代谢特点的形成与生理代谢能力的高低稳定度。生化指标的遗传度见表3-1。

表3-1　生化指标的遗传度

指标	遗传度/%
线粒体数量	70～92
CP、ATP 含量	67～89
血乳酸最大浓度	60～81
乳酸脱氢酶的活性	65～87
红白肌纤维比例	81～89
肌红蛋白含量	60～85

(资料来源:刘星亮,2010)

从表3-1可以看出,生化指标的遗传度都处于较高的水平,先天遗传在人体体质生化指标中占有主要的地位,具体表现如下。

(1)在人体细胞内,线粒体是非常重要的一部分。人体有氧代谢水平的高低直接受到线粒体数量多少和质量好坏的影响,在运动过程中,人体的有氧耐力水平也与线粒体有关,线粒体遗传度大约为70%～92%。

(2)先天遗传会在一定程度上控制 ATP 与 CP 的含量,尤其是控制 CP 含量,CP 与 ATP 的遗传度高达67%～89%,磷酸原

---

① 刘星亮.体质健康概论[M].武汉:中国地质大学出版社,2010:28.

系统在无氧条件下的供能直接受到 CP 与 ATP 含量的影响。

（3）人体无氧代谢的过程与糖酵解的能力与血乳酸最大浓度和乳酸脱氢酶的活性有直接的关系。人体有氧代谢与无氧代谢能力的高低能够从不同强度与距离影响下的血乳酸浓度的变化中反映出来。糖酵解生成乳酸能力和乳酸氧化能力的高低能够从乳酸脱氢酶和不同同工酶活性的高低程度中有所反映。先天遗传因素很大程度上会影响血乳酸的最大浓度和乳酸脱氢酶的活性，二者都有较高的遗传度。

（4）运输二氧化碳与氧是血红蛋白的主要功能表现，人体物质代谢与能量代谢水平直接受到血红蛋白含量多少的影响。所以，人体的耐力水平与血红蛋白有着密切的联系。影响血红蛋白含量的因素是多种多样的，但最主要的是先天的遗传因素，遗传因素尤其会在很大程度上影响血红蛋白的合成潜力，血红蛋白的遗传度高达 81%～89%。

（5）肌红细胞是肌红蛋白的主要贮藏地，肌红蛋白与氧的亲和力都较高，肌红蛋白中储存了大量的肌肉内氧。肌肉工作时，最快的供氧来源就是肌红蛋白，细胞的有氧代谢能力高低很大程度上受到肌红蛋白含量多少的影响，人体的有氧耐力也受其直接影响，肌红蛋白遗传度达 60%～85%。

2. 生理指标的遗传度

青少年生理机能水平的高低会直接影响其运动能力水平的高低。影响生理机能水平的因素是多种多样的，如内外环境因素、训练因素等。生理机能水平会受到先天遗传因素的影响。生理指标的遗传度见表 3-2。

表 3-2　生理指标的遗传度

指标	遗传度/%
安静心率	33
最大心率	85.9
肺通气	73

续表

指　　标	遗传度/%
最大摄氧量	69～93.6
神经系统功能	90
月经初潮时间	90
血型	100
血压	42

（资料来源：刘星亮，2010）

人体各系统功能中，神经过程的强度、均衡性以及灵活性等中枢神经系统的功能受到先天遗传的影响，后天环境很难对其造成影响。最大心率的遗传度是 85.9％，后天环境因素对其的影响度只占 14.1％。有氧耐力水平与最大摄氧量之间有着直接的关系，最大摄氧量的遗传度高达 69％～93.6％，后天环境因素对其的影响度只占 18.4％。这充分表明后天环境因素是难以改变遗传度较高的生理指标的。

3.形态指标的遗传度

在遗传学中，人体形态被称为"体表性状"，许多基因遗传都会控制与影响青少年的形态，多种因素共同影响青少年基本形态的形成，其中一个最主要的影响因素是遗传因素。从体型结构的各个特点来看，遗传因素对其影响程度是有差异的，男、女青少年之间也是有差异的。人体形态的遗传度见表 3-3。

表 3-3　人体形态的遗传度　　　　　　　　　　　%

指标	男	女
身高	75	92
坐高	85	85
臂长	80	87
腿长	77	92
足长	82	82

续表

指标	男	女
头宽	95	76
肩宽	77	70
腰宽	79	63
盆宽	75	85
头围	90	72
胸围	54	55
臂围	65	60
腿围	60	65
体重	68	42
去脂体重	87	78
心脏形态	82	82
肺面积	52	52
胸廓形态	90	90
膈肌形态	83	83

（资料来源：刘星亮，2010）

通过分析表 3-3 可知，遗传因素对男性体型特征具有较大的影响，主要体现在头围、头宽、胸廓形态、去脂体重以及坐高等方面，头围所占比例为 90%，头宽所占比例为 95%，胸廓形态所占比例为 90%，去脂体重所占比例为 87%，坐高所占比例为 90%。

遗传因素对女性的体型特征也具有明显的影响，集中反映在身高、心脏形态、臂长、盆宽、坐高、腿长、膈肌形态以及胸廓形态等方面，身高所占比例为 92%，坐高所占比例为 85%，臂长所占比例为 87%，腿长所占比例为 92%，盆宽所占比例为 85%，心脏形态所占比例为 82%，胸廓形态所占比例为 90%，膈肌形态所占比例为 83%。男性与女性的所有形态指标中各有 9 项超过 80% 的遗传度。

4.运动素质的遗传度

与运动效应有直接关系的身体素质就是所谓的运动素质。多种多样的基因遗传会在一定程度上控制运动素质的各种性状。在人体运动素质的形成和发展过程中,不仅遗传因素、内外环境因素会对其造成影响,体育锻炼因素也会直接对其造成一定的影响。运动素质指标的遗传度见表3-4。

表3-4　运动素质指标的遗传度

指标	遗传度/%
反应潜伏时	86
反应速度	75
动作频率	30
动作速度	50
相对力量	64
绝对力量	35
无氧耐力	85
有氧耐力	70
柔韧性	70

(资料来源:刘星亮,2010)

下面结合表3-4来分析运动素质各项指标的遗传度。

(1)遇到一定刺激之后,人体的神经过程发生反应所需用的潜伏时间就是所谓的反应潜伏时。先天遗传决定了反应潜伏时的长短,后天因素难以使其发生变化,反应潜伏时的遗传度为86%甚至更高。

(2)遭受刺激之后,人体产生动作反应的时间就是所谓的反应速度,神经系统与神经冲动的传递速度都能够通过反应速度有所表现。反应速度的先天遗传度高达75%甚至更高。

(3)在单位时间里,将动作重复完成的次数就是所谓的动作频率。据研究显示,青少年的 10 秒原地高抬腿的次数和 60 米步频都和成年人没有明显的区别。这反映出后天因素难以使动作频率这一指标发生变化,它主要受到先天遗传因素的影响。

(4)对单个或组合技术动作快速加以完成的能力就是所谓的动作速度。动作技巧的一些特征(熟练性、复杂性)会影响这一运动素质指标。也就是说,先天遗传因素与后天环境因素会共同影响这一指标,动作速度的遗传度是 50%。

(5)单位体重能够承载的重量就是相对力量。人体的体重和绝对力量的关系能够通过这一指标反映出来。相对力量指标的遗传度是 64%,这一指标受到先天遗传因素影响的程度要比绝对力量大。

(6)人体在较慢状态下能够克服最大阻力的能力就是所谓的绝对力量。通常而言,力量会因为体重的增长而相应地得到增加。对绝对力量造成影响的先天因素有骨架大小、骨骼粗细以及消化吸收能力等。

(7)有机体对工作中产生的疲劳进行克服的能力就是人体的耐力素质。无氧耐力与有氧耐力是耐力素质的两个方面。身体在较长时间处于缺氧情况下对肌肉收缩供能的耐受能力就是无氧耐力;长时间进行有氧工作的耐受能力就是有氧耐力。[①] 耐力素质两方面的遗传度分都比较高,有氧耐力与无氧耐力的遗传度分别为 75% 和 85%。

(8)软组织(肌肉、肌腱、韧带等)的伸展能力与人体各个关节活动的范围大小都属于柔韧素质的范畴。柔韧性的遗传度高达 70% 甚至更高,后天因素对其的影响相对较小。身体不同关节的柔韧性是不同的,其遗传度也是有差异的,人体肘关节、髋关节以及脊柱的遗传度分别为 81%、98% 及 79%。

---

① 刘星亮.体质健康概论[M].武汉:中国地质大学出版社,2010:30.

(三)行为与生活方式

1.行为与生活方式概述

不良的行为和生活方式会对体质水平造成直接或间接的消极影响。有机体在外界环境刺激下所引起的反应就是所谓的行为,其包括内在的生理和心理变化。因为人具备生物性和社会性,所以,人类的行为有两大类,即本能的和社会的。个体的社会性行为是人与周围环境相适应的行为,是通过社会化过程确立的。生活方式可以理解为,社会个人或群体成员在一定的社会条件制约和价值观念引导下,所形成的满足自身生活需求的全部活动形式与行为特征。生活方式既是物质的,又是精神的,它对体质健康的影响较大,而体质健康水平又会对人们生活方式的选择产生一定的影响。

行为和生活方式是人们长期受社会或地域的经济、文化、民族、风俗等因素影响而形成的比较固定的生活习惯、生活态度、生活方式、生活制度等。随着生活经验的日益丰富,人们逐渐认识到生活方式和行为习惯与体质健康息息相关。我国古代思想家管仲曾说过:起居时(生活起居有规律),饮食节(科学、合理饮食),寒暑适(适应气候的变化),则寿命增(健康长寿);起居不时(生活起居无规律),饮食不节(饮食不科学、不合理),寒暑不适(不能适应气候变化),则形体累而寿命损(体弱多病而寿命短)。青少年很多疾病的发生、恶化等都与其不良的生活方式和行为有关。

2.行为与生活方式对体质健康的影响

行为与生活方式涵盖了人们在生活领域中的各种活动形式和行为特征,所有影响体质水平的因素几乎都与行为有关。例如,吸烟与肺癌、慢性呼吸系统疾病及其他心血管疾病密切相关。

人类进入工业文明之后,生活方式出现了巨大的变化,并对人类的生存与健康产生了新的影响。具体来说,生活方式发生变化后对青少年体质水平的影响表现在以下几个方面。

首先,现代社会生活节奏很快,竞争也很激烈,青少年为了能够在毕业之后找到理想的工作,就积极投入到学习与兼职中,希望在有限的时间里创造出更多的学习与工作效益,这种状态会使其长期处于紧张状态,从而对体质的发展造成一些威胁。

其次,青少年因为受到社会环境的影响,养成了抽烟、喝酒、暴饮暴食等不健康的饮食与生活习惯,而且娱乐休闲时间安排不合理,长时间看电视、玩游戏、泡网吧,没有为健身锻炼安排时间。不健康的生活习惯导致了青少年群体中各种文明病的高发。

最后,在现代社会中,随着物质财富的增长和经济的繁荣,人们的精神却呈现出萎缩和疲软的趋势。物质与精神的天平发生了严重的倾斜。青少年在追求物质享受的同时忽视了精神生活,自私、孤独、压抑、妒忌等不健康心理滋生,而且表现出严重的物质化,即以物质衡量人际关系等。不健康的精神生活及交友方式导致其出现各种各样的心理问题。

个体特征和社会关系会对青少年的行为和生活方式造成制约。不良的行为习惯和生活方式一旦形成就很难改变,因此,青少年要保持良好的生活习惯,严格要求自己,坚决杜绝吸烟、酗酒、吸毒、不良饮食及睡眠习惯等不健康的行为,避免受不良环境的侵蚀。

二、青少年体质健康的外部影响因素

(一)环境因素

我国有着辽阔的地域与庞大的人口,地域不同,环境也会有差异。这里的环境指的是自然环境与社会环境两个方面。根据人口学和医学的相关研究可知,人的生存质量、健康状况会受到其所处的自然与经济等因素的直接影响。青少年生存与生活离不开环境这一基本条件,经济制度、卫生保健制度、社会制度与地理环境等自然环境和社会环境都会直接影响青少年的生长发育程度和健康状况。下面就自然环境与社会环境对青少年体质健康产生的影响进行分析。

1. 自然环境与体质水平

自然环境处于无限变化的过程之中,为了使青少年能够很好地生存,就要对其各种生理机能与形态结构进行不断的改善,使其逐渐与自然环境相适应。不同地理环境中的青少年,其体质健康状况也是不同的,因为不同的地理环境会从不同方面或程度上影响青少年的体质水平。通过对我国不同环境中青少年的体质水平情况进行调查发现,自然环境中的因素都与青少年的体质水平有直接的关系,如经纬度、光照时间、气温(1月与7月气温)、海拔以及降水量等。

2. 社会环境与体质水平

在社会环境中,社会制度确立了影响人们健康的政策和资源;法律确立了对人健康权利的维护制度;而人们的经济活动决定了其日常的吃、穿、住、行;文化则决定了人们的思想和观念,并且对人们的生活方式和饮食习惯也产生了重要的影响。另外,人的职业决定了劳动的强度和劳动的方式。总而言之,各种各样的社会环境因素都与人们的生长发育和体质状况有着密切的联系。下面对影响青少年体质水平的社会环境因素进行分析。

(1)政治制度对体质的影响

每一个国家都有符合本国国情的政治制度,在这一政治制度管理下,人们开展相应的生产活动。我国实行人民当家做主的社会主义制度,党和政府对人民的健康和幸福高度重视,并在宪法中都有相应的规定。2014年,我国更是将全民健身计划上升为国家的基本战略,全面提升国民的身体素质,增强人们的健康水平,在这一背景下,青少年的体质水平也会相应地提高。

（2）社会经济对体质的影响

社会经济对青少年具有重要的影响，主要体现在衣、食、住、行及社会、医疗保障等方面，社会经济在这些方面产生的影响会直接影响青少年的体质健康水平。随着经济的发展，青少年的健康水平也在逐渐提高，但社会环境对其健康也构成了一定的威胁，具体表现在如下几方面。

第一，环境污染和破坏。在现代社会中，工业生产严重污染破坏了人类的生活与生产环境，由此产生的健康问题及潜在的危害广泛存在。

第二，生活方式的改变。随着经济社会的发展，过去的营养不良、劳动条件恶劣以及卫生设施落后等方面的问题对青少年健康的威胁逐渐下降，而不良的生活方式，如吸烟、酗酒、吸毒、不良的饮食及睡眠习惯和缺乏运动等逐渐成为威胁青少年健康的主要因素。

第三，大量合成化学物质进入人类生活。在青少年的日常生活中，吃、穿、住、用诸方面都或多或少接触着各种各样的化学物质，这些化学物质无疑会对青少年的体质健康造成危害。

（3）社会交往对体质的影响

社会交往对青少年的体质水平具有重要的影响，尤其是对心理健康具有重要的影响。如果青少年社会交往能力良好，则其能够很好地面对生活与学习中的困难和挫折。那些习惯于"离群索居"或极少参加社会活动，或在社群交际中曾遭受过挫折的青少年，在心理和生理上往往存在着某种缺陷，精神病、结核病的发病率以及自杀、意外事故的发生率均明显高于一般人群。有关学者认为，社会关系受挫和社群交际缺乏或交际能力较低者，更容易出现相应的疾病。

（4）社会道德对体质的影响

社会道德作为一种重要的社会环境因素，也必然会对青少年的体质健康产生重要影响。道德健康是健康的一个重要表现，倘若青少年做了违背道德的事情，其会承受一定的心理压力，从而容易出现相应的疾病。从整体来看,一个国家和一个民族的整体健康素质必然受本国或本地区道德风尚的影响。例如,随地吐痰必然会使结核病发病率增高,乱堆、粪便垃圾也必然导致肠道传染病的发病和流行。因此,加强社会主义精神文明建设,弘扬社会主义主流价值观,对于提高青少年的体质水平具有积极的影响。

(5)文化教育对体质的影响

人类在改造客观世界的过程中创造了文化,文化反过来又影响并制约着人类自身的发展和人类对客观事物的认识。随着社会的不断发展和生产范围的日益扩大,人类不断地积累和总结经验,人类的文化水平也在不断提高。但是科学文化有着历史的连续性和民族的独特性,它的发展是不平衡的。现在,我国整体的物质生活水平已有了显著提高,但从健康的观点来看,风俗习惯中的消极因素仍在严重影响人们的生活与健康。例如,社会上有人患病不求医,而求神拜佛等,许多人因此延误了有效的治疗时机。这种因封建迷信影响而造成的恶果应该引起人们深思。高校体育教学中,青少年掌握了一些健身和医疗卫生的知识,掌握了相应的健身锻炼方法,这对青少年的体质健康发展具有重要的意义。青少年要自觉抵制社会中的一些风俗陋习,严格按照在学校中学到的科学知识及方法来进行锻炼、防治疾病。

(二)卫生保健因素

卫生保健因素,又称为"健康服务因素",主要是指卫生机构和卫生专业人员为了防止疾病、增进健康,运用卫生资源和各种手段,有计划、有目的地向个人、群体和社会提供必要服务的活动过程。① 一定的卫生经济投入以及合理的卫生资源配置对促进人类体质健康具有极其重要的意义。随着我国经济社会的发展,政府对医疗卫生服务方面的投入逐渐增加,这将更好地促进我国人

---

① 刘星亮.体质健康概论[M].武汉:中国地质大学出版社,2010:33.

民体质健康状况的发展。

现阶段,卫生服务的任务已不仅仅是治病救人,更要维护及促进人群的体质健康。加强医疗卫生事业的基础性建设,尤其要重视对经济落后地区的医疗保障体系的建设,早日实现社会全体成员的共同健康和医疗卫生保障资源的共享是我国医疗卫生事业发展的重要目标。青少年作为社会成员的重要组成部分,必然会从中受益。

需要注意的是,一定的资源投入是开展健康服务必备的条件,但健康资源的投入量并非是获得健康效应的决定因素,合理使用健康资源以及科学组织、实施健康服务才是获取理想健康投资效益的关键。

第四节　青少年体质健康的特定影响因素

一、体制因素

"重分数而轻体育"是当前青少年体质健康水平下降的重要原因。在我国当下这种应试教育的体制下,分数与升学率是衡量学校教学水平高低的唯一标准。教育管理部门、学校教师以及学生家长都想尽各种方法挤出并占用学生的课余时间进行文化课的学习,并对学生的生理以及心理极限造成了很大的挑战,目的就是最大限度地提升学生文化课考试的分数以及学校的升学率。

"竞技体育优先发展"的体制也是导致我国青少年体质健康水平下降的重要原因。2008 年北京奥运会的金牌榜第一,2012年伦敦奥运会的金牌榜第二,虽然标志着我国已经成为奥运会的金牌大国,但是国家、省、市对于青少年锻炼促进体质健康的关注远不及对于竞技体育发展的重视程度,这就造成了我国国民体质尤其是青少年体质不断下降。

二、学校因素

政府衡量学校办学水平主要以重点中学、重点大学的上线率、录取率为参考指标;学校对于教师教学效果的评价主要是根据其所教学生的升学率进行判断;学生家长对于子女的期望也主要集中于其是否能够考上重点中学或者重点大学。社会、学校以及家庭多方面的压力都落在了青少年学生的肩上,从而造成青少年无暇顾及体质方面的锻炼,忽视了自身的身体健康,从而造成青少年体质下降成为一种必然趋势。

学校教学所存在的偏差也造成了青少年的体质下降。学校的体育课程本应该通过运动技能的教学更好地开展学生的体能锻炼,推动整体学生的健康发展,但是由于一些教师对于指导思想的片面理解以及不作为,造成了新课程在实施的过程中出现了一系列的问题。他们所教的学生在小学阶段就没有很好地掌握体能锻炼促进体质健康活动的基本方法,到了初中本应该发展体能锻炼来促进体质健康基本能力得不到应有的发展,从而造成了本应该成为青少年学习的基本内容被一些学校教师误解而抛之脑后。学生的体能锻炼促进体质健康意志品质的培养与锻炼被忽视,学生没有掌握体能锻炼促进体质健康赖以锻炼的技能并最终导致了学生体质的不断下降。

三、家庭因素

家长的体育价值观念对于青少年参加体能锻炼促进体质健康同样具有非常重要的作用。目前,很多青少年的家长将他们对于孩子教育的关心与照顾局限于生活与物质方面,却忽视了对于青少年意志品质以及吃苦耐劳精神方面的培养,从而造成了青少年群体缺乏刻苦锻炼的意志,怕苦、怕累的思想非常普遍。如今,在青少年体力劳动明显减少的同时,体能锻炼促进体质健康的时间也在不断减少,导致体能锻炼促进体质健康的运动缺乏足够的强度。同时,由于家长对于子女的过分偏爱,加之体能锻炼本身存在一定的危险性,怕孩子受到意外的伤害而对孩子的体育活动加以限制,从而造成了青少年体能锻炼促进体质健康的效果不佳。

此外,随着我国经济文化生活的不断改善,家庭环境以及交通工具的升级,青少年参与体能锻炼来促进体质健康的机会就更少了。

第五节 青少年体质健康的发展对策研究

青少年体质健康的发展是可以进行引导与提高的,下面主要从自身和外部发展两个方面展开研究。

一、青少年体质健康的自身发展对策

(一)加强体育锻炼

1.坚持晨练

学校通常会将早晨的时间安排为学生的体育活动时间,每一位青少年都应该积极参加晨练。青少年坚持晨练,有利于合理生活作息制度的保持,有利于对自身的意志品质加以锻炼,也有利于良好卫生和锻炼习惯的形成。

通常晨练的内容主要包括跑步、早操、健美操、太极或强度较小的简单练习。学生可以根据自己的身体需要或锻炼计划来对训练内容进行安排,并非一定要遵照学校的要求。学生进行晨练可以是一个人练习,也可以是与他人进行集体练习,或者二者交替进行。

2.积极参加课间活动

学生利用课间休息时间所参与的体育活动就是所谓的课间

活动。青少年的课间活动通常是个人练习的活动,一般在室外练习,主要活动内容有散步、做操、跳绳及踢毽子等。

青少年在选择课间活动的内容时,尽量不要选择有较大运动负荷的活动。青少年参与课间活动的主要目的是为了获得积极性的休息,使压力得到缓解、身心得到调节,为之后的课堂学习提高效率。

3. 拓展课外体育活动

当结束了一天的课程学习之后,青少年在课外所进行的体育活动就是所谓的课外体育活动。

青少年每周至少要有两次课外体育活动。课外体育活动的内容丰富多彩,青少年要积极参加不同的学校、社会体育组织或俱乐部,以此来提高自己的运动能力,促进身心健康发展。

(二)规范作息制度

青少年要对自己的作息时间表进行科学的制定,并在制定之后能够严格按照计划执行。合理的作息制度是青少年劳逸结合、生理和生活需要获得满足的保障,合理的作息规律有利于促进青少年的健康发展、促进其身体抵抗力的加强,也有利于对身心疲劳与疾病的有效预防。与此同时,按照科学的规律履行作息计划能够有利于学生学习能力与效率的极大提高。

二、青少年体质健康的外部发展对策

青少年体质健康的外部发展对策可以从社会、家庭、学校三个方面进行考虑,并将三者紧密结合。

(一)转变家庭健康观念

为了提升青少年体质健康,应该宣传普及家庭健康教育知识,转变家庭健康教育观念,发展家庭健康教育。这是因为只有了解有关健康知识,树立积极、正确的信念与态度,才有可能主动地形成有益于健康的行为,改变危害健康的行为。

(二)营造健康教育环境

普及校园健康教育知识,不断丰富学校健康教育的组织形式,探索多元化的教育模式,深化学校健康教育改革,充分发挥各个教师的作用,实现学校健康教育事业的新发展、新跨越,努力营造健康的校园环境。深化学校体育改革,落实国家学校体育政策,大力发展学校体育事业,推动学校体育健康发展。推广普及新兴体育项目,开展丰富多彩的体育活动,夯实体育基础,努力提高"三大球"水平,解决学校体育资源难以满足学生运动需求的矛盾,整合学校体育资源,多渠道筹措资金,充分发挥社会的力量,大力兴建学校体育设施场地,促进学校体育事业的蓬勃发展。[1]

(三)加快社会健康改革

社会健康改革能够净化社会健康教育环境,不断更新健康教育理念,积极与国际健康教育接轨,从而将最前沿的健康教育理念应用在社会实践当中,为青少年的健康成长提供更好的社会支持。

---

① 张颢.青少年体质状况的客观影响因素及对策研究——以江苏省为例[D].苏州:苏州大学,2016:35.

第四章　青少年体质健康水平提高的体育运动路径

体育锻炼能够促进人们的身体健康,对青少年来说,坚持进行体育锻炼无疑具有积极的意义。本章就对青少年体质健康水平提高的体育运动路径进行具体介绍,首先探讨体育运动促进青少年体质健康的基本理论,然后介绍青少年体育运动的原则与方法,最后介绍提升青少年体质健康水平的运动处方。

第一节　体育运动促进青少年体质健康的基本理论

一、体育运动对人体各系统的影响

(一)对运动系统的影响

人体的运动是由运动系统实现的。运动系统由 206 块骨骼、400 多块肌肉以及关节等构成。体育锻炼可以让运动系统产生良好的适应性变化,具体表现为以下几个方面。

1.促进结构机能的有利变化

人在参加体育锻炼时,骨肉工作加强,血液供应增加,蛋白质等营养物质的吸收与储存能力增强,肌纤维增粗,因而肌肉逐渐变得更加粗壮、结实,肌肉力量增强。由于肌肉中肌红蛋白的增加使其结合氧气的能力增强;储存的营养物质——肌糖原增加;肌肉内毛细血管的数量也增多了,更能适应运动或劳动的需要。

这就使得结缔组织也逐渐增多,肌肉的生理横断面和体积增加,肌肉纤维增粗。肌肉含量增加,脂肪含量就会相对下降,使人体基础代谢率提高,有利于人体健康。同时,还可以加强肌肉收缩时的力量,加快肌肉的收缩速度,灵活性、耐久性提高,弹性、柔韧性增强。

2.提高关节的柔韧性和灵活性

经常参加体育锻炼的人,可以增加关节面软骨和骨密度的厚度,并可让关节周围的肌肉发达、力量增强、关节囊和韧带增厚,因而,可让关节的稳固性和抗负荷能力加强。在增强关节稳固性的同时,由于关节囊、韧带和关节周围肌肉的弹性和伸展性提高,关节的运动幅度和灵活性也大大增加,提高了关节的灵活性。

3.强化骨结构,提高骨性能

经常参加体育锻炼的人,由于其新陈代谢增强、血液循环加快,骨结构和性能也随之发生了变化,增强了骨质。球类体育锻炼引起肌肉对骨骼牵拉和重压,使骨骼不仅在形态方面产生了变化,而且让骨骼的机械性能也得到了提高。骨骼在形态方面最明显的变化是:肌肉附着处的骨突增大,骨外层的密质增厚,而里层的骨松质在排列上则能适应肌肉拉力和压力的作用。这就使骨质更加坚固,可以承担更大的负荷,提高了骨骼抵抗折断、压缩、弯曲、拉长和扭转的能力。同时,还能刺激骺软骨的增生,对人体的增高有很大的意义。

(二)对呼吸系统的影响

呼吸系统包括呼吸道和肺两部分,在它们的活动下,人体实现与外界的气体交换,从而为人体的各项生理活动提供必要的氧气供应,同时排出人体内生成的二氧化碳。呼吸系统是代表人体生命活动的标志,对人体的健康发展有着重要的作用。

1.提高呼吸系统的机能水平

经实验研究显示,经常进行体育锻炼,会使机体的呼吸频率相对减少,呼吸深度加大,由于呼吸肌的力量增强,肺泡弹性增大,肺活量和肺通气量的指标明显增大。例如,一般成年女子的肺活量为 2 500 毫升左右,成年男子的肺活量为 3 500 毫升左右。安静状态下一般人的呼吸频率为 12～16 次/分钟,肺通气量为 6～8升,而经常参加体育锻炼的人呼吸频率仅为 8～12 次/分钟,就可达到同样的肺通气量。呼吸系统机能水平的提高和改善,对保持健康和预防疾病都非常重要。

2.促进呼吸器官结构的改变

一些体育运动的强度比较大,肌肉活动比较剧烈,需要消耗的氧气量、产生的二氧化碳量都会很大,于是,呼吸系统必须加大工作量才能满足机体活动的需求。因而,人体呼吸频率加快、呼吸次数增加、深度加深、胸廓活动度加大。尤其是大负荷的运动练习时,呼吸次数可增到 40～50 次/分钟,每次吸入空气量达到 2500 毫升,是安静时的 5 倍。同时,由于运动时对氧的需求量增加,呼吸的深度加大,经常锻炼就会提高呼吸效率,肺泡也会最大限度地参与气体的交换,这会促进肺泡的生长发育及弹性的改善。经常参加体育锻炼的人,其胸围一般要比同龄人大 3～5 厘米,呼吸差也增加到 9～16 厘米。

(三)对神经系统的影响

神经系统对人体内分泌系统的控制、调节作用是在与其他各器官、系统的共同协调下实现的。在不同器官的共同作用下,人体成为一个统一的整体,不断适应着内外界环境的变化。合理的体育锻炼对于神经系统的功能起着全面的促进作用。

1. 提高神经系统的反应能力和灵活性

人们在参与一些运动负荷较大的运动时,神经系统需要迅速动员和调节各器官与系统的机能,使之适应肌肉活动的需要。同时,一些运动项目中采用的是开放式的运动环境,如街舞、健美操等,都是采用较快的音乐节奏刺激机体的应激能力、加强神经系统的兴奋、抑制交替转换的灵活性,改善神经系统对全身各系统的迅速调节能力、反应速度及灵活性,使人体活动中的动作更协调、灵敏和准确。

2. 提高大脑皮层神经细胞的耐受性

经常参加体育锻炼,可以促进血液循环加快,使单位时间大脑血流量增多,脑细胞得到更多的营养,提高大脑的功能,加快神经疲劳的消除,提高大脑抗疲劳的耐受力,使肌肉收缩节约化,进而提高大脑长时间工作的能力。

3. 提高人体对环境的适应能力

经常参加体育锻炼的人血管收缩的反应性、基础代谢率等都会得到较大的改善,体温调节能力加强,对气候的变化反应灵敏,在受到环境温度变化时能够迅速保护和防御,以免机体受到伤害。因此,长期参加体育运动的人,体格健美、体质增强,环境适应能力和免疫力都会高于一般人。

4. 延缓大脑组织的衰老

大脑是人体中的信息器官,而信息器官需要不断的信息刺激,如果大脑长期处于"信息饥饿"状态,则必然会出现大脑早衰。为了防止大脑早衰,最有效的方法就是给大脑以良性刺激,而合理的体育锻炼就是最好的运动性良性刺激。四肢的骨骼肌肉在进行体育锻炼时,可以将外周的效应器上的信息,作为输入信号反馈给中枢,反过来刺激中枢神经系统,从而维持中枢神经系统处于一定程序的激活状态,维持甚至增强其应激能力。

(四)对心血管系统的影响

在血液循环的作用下,人体实现了与外界物质的交换以及体内物质的运输,如果血液循环停止,则人的生命也将终结。可见,心血管系统对人体生存的重要意义。参与体育锻炼对心血管系统的作用主要表现在以下几个方面。

1.促进血液循环,防治心血管疾病

一般情况下,正常人的血液总量只占体重的 8%,而经常参加体育锻炼的人血液总量约占体重的 10%,且血液的重新分配机能快,这就保证了人体在承受较大的生理负荷时,经过神经系统的调节,反射性引起肝和脾释放储存的血液。同时,血管的收缩和舒张,动员了大量血液参加循环,保证了肌肉活动时的血液供给。

2.提高免疫功能

体育锻炼可以使总血量增加 25%。一般成年男子每立方毫米血液中含有红细胞 450 万~550 万个,女子有 380 万~460 万个。经常参加体育锻炼的人,血液中红细胞增多,可达每立方毫米 600 万~700 万个,这是因为运动能够改善红骨髓的造血机能。运动对血液中具有免疫功能的白细胞影响较大,白细胞包括淋巴细胞、单核细胞和自然杀灭细胞(NK 细胞)等,在体育锻炼后白细胞数量明显增加。短时间大强度和长时间小强度的运动都可以使淋巴细胞数量增多。运动后单核细胞有轻度增加。中低强度的运动对提高 NK 细胞的活性是一种良性刺激,而 NK 细胞是对肿瘤免疫有效果的细胞。但长时间的剧烈运动则可能抑制它的活性。

3.改善心肺功能

经实验研究发现,经常参加体育锻炼能使心肌肌红蛋白的含量增加,组织代谢能力加强,供血量增加,使心肌纤维变粗,心脏

的重量和大小增加,心脏搏动有力。由于心壁增厚,心腔增大,使心脏的收缩能力提高,心容量增大。一般人的心容量为765～785毫升,而如果经常进行体育锻炼,其心容量可达到1015～1027毫升,每分钟输出量和每搏输出量也都有所增加(每搏输出量指一次心搏,一侧心室射出的血量)。

(五)对消化系统的影响

消化系统通过分泌相应的物质实现人体对营养物质的消化和吸收,最终为人体的生理活动提供必要的营养和能量。食物在消化管内被分解为小分子物质,然后,这些物质进入血液和淋巴液,剩余的残渣通过大肠排出体外。消化系统由两部分组成,即消化管和消化腺。

体育锻炼对消化系统的整体机能具有一定的提高作用,加强肠胃的蠕动,促进肠道内消化废物的排泄。运动实践表明,长期进行体育锻炼能够有效促进肠胃平滑肌和消化道括约肌功能的改善,使其变得更强壮,从而使得肠胃的蠕动更加有力,促进肠胃消化功能的增强,促进排便。同时,长期进行体育锻炼能够使得人体内固定内脏器官的韧带增强,有效预防胃肠下垂疾病。肠胃蠕动功能的增强能够使得人体更加积极地消耗肠胃外壁的脂肪组织,降低腹腔内的压力,减轻腹内压力对于肾脏、脾脏等器官的不良作用,从而使得脏腑器官能够更好地保持健康的生理状态。

规律的体育锻炼能够促进人体的消化液分泌和脂肪代谢,在提高肠胃对食物的消化和吸收能力的同时,还能够促进人的食欲的提高。这能够使得人体更加高效地吸收食物中的各种营养素,对人体的营养均衡具有重要的作用。

二、体育运动对青少年的意义

(一)可以发展青少年身体运动能力

身体运动能力作为人的有机体在运动活动中所表现出来的

机能能力,是人的生命活力的重要标志。人作为一个具有共轭作用的有机体,其运动都是在大脑和中枢神经系统的支配下,由运动系统为执行器官,并在身体其他器官协助下完成的。人在生长发育过程中,随着肌肉、骨骼的日趋变粗、长长,关节也变得灵活而稳固,身体运动能力也呈增长趋势。但不能过高估价人的自然生长对身体运动能力的促进作用。事实上,人体从出生到长大成人,如果不参加任何一种形式的体力活动(如体力劳动和体育锻炼),则他们的身体活动能力是相当低下的。劳动在人的运动能力发展中起着一定的作用。

体育锻炼是提高身体运动能力的重要手段。通过系统的体育锻炼,可以较大幅度地提高人的走、跑、跳、投等基本运动能力,可以有效地发展力量、速度、耐力、柔韧、灵巧等身体素质。与此同时,在发展运动能力的过程中,也有利于人体形态和机能发生良好的变化。人们在运动时通过多种手段发展速度、力量、柔韧、耐力等素质时,在中枢神经系统的影响下,各器官系统的机能水平也相应得到提高。人们在欣赏优秀运动员的比赛和表演时,常常为其所表现出的非常人所具有的身体运动能力而赞叹不已,这正是他们日复一日、年复一年地刻苦训练的结果。许多运动项目的优秀运动员,正是以其独具的非凡的身体运动能力而独领风骚。

(二)可以提高青少年人体适应能力

人体适应能力包括人对外界自然环境的适应力、对疾病的抵抗力以及疾病损伤后的修复力。人体适应能力是人的体质强弱的一个重要方面,也是人们维持正常生命活动的一种重要能力。

人类是大自然的产物,又是与大自然相依赖、相适应的存在物。人类具有征服大自然的能力,人类本身就是在不断地与大自然的抗争中逐步进化成现代人的。现代人既要用科学的头脑去认识自然界的奥秘以改造自然,又要以强壮的身体、不屈的意志去适应自然界的变化以保持自身的生存繁衍。这就要求人进行各种适应性锻炼,而健身锻炼则是其中的一剂良方。

同时,人体在各种生命活动过程中,体内平衡及其与外环境的平衡时常会遭到破坏,机体本身必须及时进行调整,以保证正常的生命活动。当人体调节机能不足以维持这种平衡时,就会产生各种病变。人体的各种免疫机制和各器官的调节机制,对机体的各种病变有着一定的抵御和"缓冲"作用,从而形成人体特有的对疾病的抵抗能力,以及病损后的修复能力。上述各种能力的获得,直接与体质的强弱相关。通过在各种环境下的健身锻炼,全面提高人的体质水平,有利于提高这类能力。

(三)可以提高青少年的认识能力

体育锻炼各项目都有一个共同的特点,即在运动或高速运动中要求运动者既要能对外界物体(如球、器械、环境等)做出迅速准确的感知与判断,又能迅速感知、协调自己的身体以保证动作的完成。通过长期的体育锻炼对促进人的感觉、知觉能力的发展,提高人的反应速度和直觉判断能力有着积极的作用,可以让人变得敏锐、灵活。

另外,一些体育运动能够促进人们知识水平的提升,并提高其知识的运用能力。最为典型的野外生存运动和定向运动,其需要参与者能够运用指南针、地图,并能够辨别相应的植物、动物,其认知能力在运动过程中得到了一定程度的提升。

(四)对青少年心理具有积极影响

体育运动对青少年心理方面具有积极影响,主要体现在以下几个方面。

1.有助于确立良好的自我概念

自我概念是个体主观上对自己的身体、思想和情感等的评价,它是由许多的自我认识所组成,包括"我是什么人""我主张什么""我喜欢什么""我不喜欢什么"等。由于坚持体育锻炼可使体格强健、精力充沛,因而,体育锻炼对于改善人的身体表象和身体自尊很重要。

身体表象是指头脑中形成的身体图像。身体表象障碍在正常人群中普遍存在,据有关资料显示,54%的大学生对他们的体重不甚满意。与男生比,女生倾向于高估她们的体重,而且身体肥胖的个体更可能有身体表象和身体自尊方面的障碍。身体自尊主要包括一个人对自己运动能力的评价,对自己身体外貌(吸引力)的评价,以及对自己身体的抵抗力和健康状况的评价。身体表象和身体自尊与整体自我概念有关,无论男生还是女生,对身体表象的不满意会使个体自尊变低(自尊指自我概念的积极程度),并产生不安全感和抑郁症状。有研究表明,肌肉力量与身体自尊、情绪稳定性、外向性和自信心相关,加强力量训练会使个体的自我概念显著增强。

2. 有助于改善情绪状态

体育锻炼对心理健康影响的主要标志之一就是情绪状态,也是人的自然需要是否得到满足而产生的一种体验。情绪几乎参与人的所有活动,对人的行为活动起着很大的调节作用。而体育锻炼是人体情绪的调节剂,对人的情绪产生良好的影响。

现代社会的人们处在快节奏、高效率、强竞争的环境下,心理上会产生一定程度的紧张、焦虑和不安的反应。通过体育锻炼可以使不良的情绪状态得到改善,心理承受能力得到提高。

3. 有助于培养良好的意志品质

意志品质通常是指一个人的目的性、自觉性、自信性、坚韧性、自制力以及勇敢顽强和主动独立等精神,意志品质既是在克服困难的过程中表现出来的,又是在克服困难的过程中培养起来的。锻炼者越能克服困难也就越能培养良好的意志品质。通过进行相应项目的体育锻炼,能够使人变得坚韧而勇敢,并能够更好地面对学习和生活中的各种困难和障碍。

体育锻炼对于培养人们的意志品质，如勇敢、顽强、坚毅、果断、自信心、自制力等方面均具有重要作用。人们在具有明确目的的体育锻炼活动中，常常需要不断克服客观困难（如气候条件的变化，动作的难度或意外的障碍等）和主观困难（如胆怯和畏惧心理，疲劳或运动损伤等），这就需要足够的意志力量。另外，一些中长跑、野外生存运动以及极限运动等，都是对人的意志品质的挑战，能够促进其意志品质的提高。

三、体育运动的常见误区

在进行体育运动时，有一些常见的误区，尤其是对青少年来说，如果对体育运动的认识不到位，不仅不能起到体育锻炼的效果，反而会适得其反。下面就介绍体育运动常见的几个误区。

（一）减肥就是降体重

很多人将减肥和降低体重划为等号，认为减肥就是降体重，这其实是一种错误的观念。人体包括 $50\%\sim60\%$ 的水分、$15\%\sim30\%$ 的脂肪和 $15\%\sim30\%$ 的肌肉和骨骼。减肥是减去体内多余的脂肪，而减重则并不一定是体内脂肪的减少，这是一种不科学的健身方法。竞技运动员为了竞技项目的需要，往往采用减重的方法来符合各个级别的体重标准，或获得一定的体重优势。

在进行减肥之前，应对自身身体成分进行测量，重点关注体脂的百分比，如果体脂百分比并不高，则不必进行减肥。如果女性体内脂肪低于 $10\%\sim12\%$，则可能出现月经紊乱、缺铁性贫血、免疫力降低等问题。

（二）体重越轻越好

很多青少年尤其是女生认为，体重越轻越好，这是一种错误的观念，应及时进行纠正。现代人以瘦为美，并且瘦身已经成为一种时尚，在这种"时尚"的影响下，减肥成为很多女性日常生活中的重要活动。但是关于体重,应从三个方面进行理解:首先,肥胖有害健康,这是人们普遍认可的;其次,减肥是要减去体内多余的脂肪;最后,体重过低不利于人体的健康。

当人体肥胖时,其体内脂肪过多,很容易引起人体的生理和心理的不良变化,对健康形成一定的威胁。当人过于肥胖时,高血压、心脏病、糖尿病等疾病的发病率会增高,并且也更容易患上脂肪肝、内分泌紊乱等疾病。另外,由于现代社会以瘦为美,肥胖会让人产生一定的心理压力,形成一定的心理障碍。因此,如果肥胖,应通过多种手段来减去体内的多余脂肪。不过需要注意的是,脂肪组织是人体的重要组成部分,具有多方面的生理功能,如保温作用、保护和固定作用、供给脂肪酸作用、携带脂溶性维生素并促进吸收的作用等。如果处于青春期的女性其体内脂肪含量不足体重的 17% 时,就很难形成月经初潮,不利于生殖系统的发育以及功能的完善。体重过低还会造成免疫力降低、骨质疏松、女性月经不调等,影响成年人的体质健康。

(三)跑步是有氧运动、力量练习是无氧运动

很多人认为跑步、游泳是有氧运动,而力量练习和球类运动是无氧运动,这是一种错误的观点。有氧运动与无氧运动之间的区别并不在于运动的形式,而是在于人体在运动时的能量代谢方式。当人们吸入的氧气能够满足机体在运动时对于氧气的需要时,氧气的供应达到了供需平衡,人体的能量代谢方式主要是有氧代谢;如果人体吸入的氧气量并不能满足人们运动的需求时,人体提供能量的主要方式则转变为无氧代谢——糖、脂肪和蛋白质的分解代谢。

以最简单的跑步运动为例,当人跑步的速度较慢时,运动强度相对较小,此时机体的供能方式主要是有氧代谢,则运动也为有氧运动;当跑速较快时,则人体的供能方式主要是无氧代谢,则该运动为无氧运动。因此,我们不能将一项运动简单地归纳为有氧运动或无氧运动,更应该注重其运动的强度。

第二节　体育运动促进青少年体质健康的原则与方法

一、青少年体育运动的原则

（一）针对性原则

针对性原则是指锻炼身体应从个人的实际情况和外界环境条件的实际出发，确定锻炼的目的，选择适宜的运动项目，合理地安排运动时间和运动负荷。针对性原则是增强身体素质及提高运动水平必须遵守的原则，具体来说，要做到以下两点。

（1）从自身的实际出发。由于性别、年龄、体质和健康状况的差异，锻炼要从自己的实际情况出发，有目的地选择和确定运动项目、练习方法，合理地安排锻炼的时间和运动负荷。在每次锻炼前要评估自己当时的健康状况，使运动的难度和强度不超过自己身体的承受能力。违反人体发展这一基本规律，会损害身体健康。

（2）充分考虑外界环境对体育运动的影响。参加体育运动时，要从季节、气候、场地、器材等外界条件的实际情况出发，按照科学锻炼的方法来选择运动项目、练习时间、运动负荷，才能收到良好的锻炼效果。如在冬季应着重发展耐力和力量素质，在春、秋两季重点进行技术性项目，在炎热夏天，游泳是比较理想的运动项目。但在运动时不要在阳光下运动时间过长；在力量训练前要仔细检查器械，避免事故的发生。

（二）循序渐进原则

青少年应当认识到，体育运动是一项需要长期坚持的运动，因此,不能急于求成,必须遵循循序渐进原则。所谓循序渐进原则是指体育锻炼的内容、方法和运动负荷等,必须根据人对事物的认识规律、动作技能形成规律和生理机能的负荷规律,由小到大、由易到难、由简到繁、由低级到高级逐步进行。在体育运动中,急于求成只会导致事与愿违,甚至还会造成伤害事故或给身体带来某些生理损伤。因此,进行体育运动时,学习动作要由易到难、运动量由小到大、运动强度(刺激强度)应由弱到强。同时,应根据年龄、性别、身体素质水平,因人而异地安排练习的内容,这样才能收到良好的效果。

体育锻炼负荷的适量性是循序渐进原则的内在要求。在体育锻炼的不同阶段,应安排合适的负荷量,并随着体育锻炼的进行而积极对体育锻炼的负荷量进行相应的调整,这样才能够使体育锻炼的效果达到最佳。

(三)自觉性原则

人们在进行体育锻炼时,一般都会有相应的目的性,只有自觉投入其中,才能够起到更好的锻炼效果。因此,青少年体育锻炼应当坚持自觉性原则,这也是进行体育锻炼的基本原则。为了提高学生进行体育锻炼的积极性,首先应提高其对体育运动的认识,树立终身体育思想,使学生能够掌握相应的知识和技能,并且在以后的工作和生活中能够运用所学内容积极进行体育锻炼。体育锻炼的制约性和监督性都不强,锻炼者有很大的自主性,如果没有一定的自觉性,则很难坚持进行体育锻炼。

为了促进自觉性的提高,首先应明确锻炼的目的,因为一个人的动机直接决定了其行动的质量。例如,有人是为了更健全的生长发育;有人是为了某些运动技能与成绩的提高;有人是为了调节紧张的学习生活;有人是为了更健美结实;还有人则是为了锻炼意志、防治疾病。只有明确了目的、强化了动机,才能够更好地贯彻自觉性原则。

（四）全面性原则

全面性原则是指身体锻炼应全面发展身体的各个部位、各器官系统的机能、各种身体素质和活动能力，追求身心的和谐发展。体育运动不仅应包括不同身体部位的活动，更重要的是应该包括多种项目和不同性质的活动，进行全面锻炼。

身体各系统都是相互联系、相互制约的，身体某一方面的发展必然会影响到其他方面的发展，而全面发展就能相互促进，共同提高。大学生大多处于生长发育的最后阶段，身体仍具有一定的可塑性。因此，在体育运动中贯彻全面性原则尤为重要。体育项目对人体锻炼的作用各有不同，如参与短跑运动能够发展速度素质；参与投掷、举重运动能够发展人的力量素质；参与长跑运动能够使人的耐力素质得到发展；而参与篮球、足球等运动则能够发展人的灵敏性和协调性。所以，为了能够使身体素质得到全面的发展，应对体育锻炼项目进行合理搭配。

（五）经常性原则

经常性原则是指身体锻炼必须持之以恒，使之成为日常生活中的重要内容。运动技术的形成和提高，人体各组织系统机能的改善，是肌肉活动反复多次强化的结果。锻炼不经常，后一次锻炼时，前次锻炼的痕迹已经消失，失去了累积性的影响作用，因此，效果也就很小，甚至不起作用。同时，运动技能的形成，人体结构、机能的改善，身体素质提高，都受着生物界"用进废退"规律的制约。不经常锻炼，已取得的效果也会逐渐消退。俗话说"拳不离手，曲不离口"，所揭示的就是这个道理。

为了更好地贯彻经常性原则，应注意养成良好的体育锻炼习惯。在进行体育锻炼之前应制订相应的计划，并按照相应的计划进行锻炼，形成有规律的习惯和稳定的生物钟，这样，锻炼才能够持之以恒。

二、青少年体育运动的方法

(一)连续锻炼法

从增强体质的良好效果出发,在需要间歇的时候就停一会儿,在需要连续的时候就持续地进行下去,所以,不能仅讲究间歇,还要讲究连续。连续、间歇、重复都是在同一锻炼过程中实现的。连续、间歇、重复等因素各有其特有的作用,连续的作用在于持续负荷量不下降,维持在一定的水平上,使身体充分地受到运动的作用。

连续锻炼时间的长短,同样要根据负荷价值有效范围而确定,通常认为在 140 次/分钟左右心率下连续锻炼 20～30 分钟,可使机体的各个部位都能长时间地获得充分的血液和氧的供应,因而能有效地发展有氧代谢能力。实践中,用于连续锻炼的主要是那些比较容易并已为锻炼者所熟悉的动作,可以是跑步、游泳,也可以是跳迪斯科舞等。

(二)重复锻炼法

重复次数的多少不同,对身体的作用也不同。重复次数越多,身体对运动反应的负荷量越大。如果重复次数不断地继续增加,可能使身体承受的负荷达到极点,乃至破坏有机体的正常状态,造成伤害。

运用重复锻炼方法,关键是掌握好负荷的有效价值范围(即最有锻炼价值负荷量下的心率)并据此调节重复次数。在重复锻炼中,对负荷如何控制、怎样去重复才能达到理想效果的负荷程度,应视实际情况而定。

在采用该方法进行练习时,既要保证每次重复练习的质量,又要克服单纯重复造成的枯燥感。重复锻炼法在一定程度上是对锻炼者意志力的考验。

(三)变换锻炼法

变换锻炼法可以有效地调节生理负荷,提高兴奋性,强化锻炼意向,克服疲劳和厌倦情绪,以达到提高锻炼效果的目的。

在刚参加体育锻炼时,锻炼者可多做些诱导性练习和辅助性练习。随着锻炼水平的提高,应加大练习的难度,如用越野跑代替在田径场的长跑等。由于锻炼条件的变化,可使锻炼者的大脑皮层不断地产生新异的刺激、提高兴奋性、激发锻炼的兴趣,从而提高机体对负荷的承受能力,提高锻炼效果。另外,不断地对锻炼的内容、时间、动作速率等提出新的要求,可有效地调节生理负荷,使机体不断产生适应性变化,达到更好的锻炼身体的目的。

(四)间歇锻炼法

人们认为体质增强的过程是在运动中实现的,其实体质内部增强过程主要是在间歇中实现的,是在休息过程中取得了超量恢复。间歇对增强体质的作用并不亚于运动本身。自古以来就有以静炼身的经验,在现代科学的基础上,人类更清楚地认识到在间歇时间内有机体的各种变化,认识了保持同化优势的重要性,所以,把间歇作为一种健身的基本方法。

与重复锻炼法一样,间歇的时间也要依据负荷的有效价值标准去调节。一般来说,当负荷反应(心率)指标低于有效价值标准时,应缩短间歇时间;而在高于价值标准时,则可延长间歇时间。通过适当的间歇,把负荷量调节到负荷有效价值范围,以追求良好的锻炼效果。实践中,一般心率在 130 次/分钟左右时,就应再次开始锻炼。间歇时不要做静止休息,而应边活动边休息,如慢速走步,放松手脚、伸伸腰腿或做深而慢的呼吸等。这是因为轻微活动可使肌肉对血管起到按摩作用,帮助血液流回和排除代谢所产生的废物。

(五)循环锻炼法

循环锻炼法由几个不同的练习点组成。当一个点上的练习一经完成,练习者就迅速转移到下一个点,下一个练习者依次跟上。练习者完成了各个点上的练习,就算完成了一次循环。

循环练习法对技术的要求不高,且各项目都采用比较轻度的负荷练习,所以,练起来简单有趣。另外,在采用该锻炼方法时,关键是要按照全面性原则去搭配项目,使得身体机能、身体素质等各方面都得到一定的发展。因此,在锻炼时应注意科学地搭配项目。

(六)竞赛锻炼法

竞赛锻炼法是指在近似、模拟或真实、严格的比赛条件下,按比赛的规则和方式进行的锻炼方法,它是根据人类先天的竞争和表现意识、竞技能力形成过程的基本规律和适应原理、现代运动比赛规则等因素而提出的一种锻炼法。

通常在竞赛的条件下,可提高锻炼者锻炼的积极性。练习者在比赛中能相互交流经验,有助于全面地提高技战术水平。此外,竞赛锻炼法还可以提高锻炼者的心理承受能力,培养意志品质,形成积极的、拼搏的、良好的生活态度。当今社会各个方面都存在一定程度的竞争,在体育教学过程中,通过运用竞赛锻炼法进行教学,能够在一定程度上树立学生的竞争意识,使其能够更好地应对以后的工作和生活。

第三节　提升青少年体质健康水平的运动处方

一、运动处方的要素

运动处方是对运动锻炼者或康复患者,根据医学资料,按其健康、体力以及心血管功能状况,用处方的形式规定运动种类、运动强度、运动时间及运动频率,提出运动中的注意事项,指导人们科学参加体育锻炼或进行身体康复活动的一种方法。一个合理的运动处方对青少年身体素质的发展具有重要的作用及意义。具体来说,运动处方包括运动强度、运动方式、运动时间和运动频率四个方面的内容,也被称为"运动处方四要素"。

（一）运动强度

运动强度是指在单位时间内所完成的运动量。对于大学生来说，运动量的安排一定要合理，否则，就会对机体造成一定的伤害而影响进一步的锻炼。在制定运动处方时，要遵循因人而异、循序渐进的基本原则，选择运动负荷强度时，则要根据心率、自感用力度、最大吸氧量贮存百分比进行定量化设计和监测。选择的运动强度不要过高也不要过低，过高容易发生运动损伤，过低则起不到应有的锻炼效果。

（二）运动方式

具体来说，运动处方的运动形式主要包括以下三大类，大学生可根据自身的特点及喜好合理选择运动的方式。

（1）有氧耐力运动项目，如健身走、健身跑、游泳、骑自行车、滑冰、滑雪、划船、跳绳、越野等运动。

（2）伸展运动及健身操，如广播体操、气功、武术、舞蹈及各类医疗体操和矫正体操等。

（3）力量性锻炼，如自由负重练习、负重健美操等运动。

（三）运动时间

一般来说，在运动锻炼中，总运动量＝运动强度×运动时间。在总运动量确定的情况下，运动强度与运动时间成反比。运动强度较大则运动时间较短，运动强度较小则运动时间较长。需要注意的是，在增加运动量时，先延长运动时间，再提高运动强度。

（四）运动频率

对于不常参加运动锻炼或者体能素质较差的大学生来说，一般一周进行 3 次运动锻炼就可以满足机体运动的需要，有效地增进自己的有氧适能。但是如果大学生想要进一步改善自己的有氧适能,就必须要结合自己的具体实际合理地增加运动的频率。据研究表明,体适能与运动频率之间有着非常密切的联系,为了提高体能素质,必须要根据自身的特点及实际适当地增加运动频率。需要注意的是,在运动后,大学生需要一定的时间来消除机体疲劳以恢复运动能力,可以采用隔一天锻炼的运动频率。

二、运动处方的特点

一般来说,运动处方具有以下几个特点。

(一)目的性强

发展到现在,可供大学生选择的运动锻炼项目有很多,但无论是哪一种运动项目,其运动处方都要有明确的目标。

(二)计划性强

由于运动处方是按照一定的目标而制定的,因此,具有较强的计划性。大学生依据运动处方进行运动锻炼,可使运动负荷量安排得当、锻炼得法、做到心中有数,也能提高运动兴趣,并逐渐养成终身运动的习惯。

(三)科学性强

在制定运动处方的过程中,一定要严格按照运动医学、临床医学与运动科学的知识与原理进行,要保证运动处方的科学性、可操作性和实效性。大量的实践与事实证明,大学生按照运动处方进行运动锻炼,能很好地增强自己的身体素质,防治疾病,提高社会适应性。

(四)针对性强

运动处方不是随意和任意指定的,其制定一定要有针对性。在制定运动处方的过程中,要针对运动者个人的健康状况、体能水平、兴趣爱好等实际情况进行,制定的运动处方要有一定的针对性和个性化。这样的运动处方才具有良好的适应性与健康促进的作用。

(五)安全有效

大学生按照针对性和实用性较强的运动处方进行锻炼,所花费时间不多,但能收到明显的成效。大学生在参加运动锻炼后,还要对运动负荷量和运动效果进行及时的评价,以积累运动的经验,避免运动损伤的发生。

五、制定运动处方的原则

(一)安全性原则

运动处方的制定要结合运动者的具体实际情况而定,最主要的是要保证运动者的安全,这是运动处方制定的首要原则。在制定运动处方时,要对运动者进行全面的健康诊断和体力测试,保证运动锻炼的安全,这样,可有效避免运动损伤的发生。另外,还要严格遵循运动处方的各项规定和要求,合理选择运动负荷,保证运动锻炼的科学性和安全性。

(二)渐进性原则

渐进性原则是指运动处方要根据运动者体质增强的规律而定,在实施运动处方时要根据个人的体质状况由小到大逐步增加运动负荷,遵循循序渐进的原则。渐进时间和每次渐进的量应按照负荷和有效价值阈所规定的时间合理确定渐进的指标,并且按照每个指标安排渐进的幅度和阶段时间。

运动处方的渐进性原则主要是指按照循序渐进的性质、遵循超量恢复的法则来逐步提高运动负荷量。如果在锻炼的过程中仅按照一个运动处方进行锻炼,是不可能有效达到运动锻炼的目的。而突然进行一次大强度、长时间和多次重复的锻炼,则会违背循序渐进的宗旨,不仅达不到应有的锻炼效果,有时甚至还会造成运动损伤,影响下一步的锻炼计划。

(三)针对性原则

每个运动者的具体情况都是不同的,因此,对不同年龄、不同体质、不同疾病的人群来说,需要实施不同的运动处方,否则,不但达不到锻炼的效果,甚至还会出现运动损伤。因此,制定运动处方时,必须因人而异,要有一定的针对性。如老年人和年轻人如果用同一种运动处方,老年人很可能完成不了,而年轻人则达不到应有的锻炼效果,对双方来说都是不利的。况且,每个人的身体状况都是不断变化的,任何人不可能永远都按照同一个运动处方进行锻炼。所以,在制定运动处方时必须要根据每个人的具体情况量身定制、区别对待。这就是运动处方的针对性原则。

(四)可操作性原则

制定运动处方时需要充分考虑到锻炼者所处环境与实际的锻炼条件,充分利用体育资源,制定可操作性强的运动处方,保证运动锻炼的科学性和有效性。制定出的运动处方必须要有一定的可操作性,否则,运动者就无法按照运动处方开展运动锻炼活动,更谈不上运动锻炼的效果了。

(五)全面锻炼原则

人体是大脑皮层统一调节下的有机体,其中包括多个系统,并且每个系统之间都是互相联系和互相促进的,各个系统都有自己的功能,不可互相替代。因此,在进行运动锻炼时,必须要按照运动处方进行,本着全面锻炼的原则,对身体各个部位进行锻炼,从而获得身心的全面发展。在锻炼的过程中,运动者还要结合运动锻炼的目标合理选配饮食结构,以保证营养物质与运动目标的有机结合,促使机体与运动目标协同发展。

第五章　青少年体质健康水平提高的常见体育运动方法与手段

增强青少年体质、促进青少年健康成长,是关系到国家和民族未来的大事。而形式多样、内容丰富的体育运动在促进青少年体质健康方面发挥着重要的作用。因此,为了不同需求及不同兴趣爱好的青少年都能够拥有健康的体质,实现青少年的全面协调发展,应指导青少年参加体育运动。青少年的体质健康需要一定的体能作为基础,所以,青少年需要积极参与体能锻炼。体能锻炼涉及诸多内容,包括身体技能、运动素质等,其中,运动素质包括力量、速度、耐力、柔韧性、灵敏性等。本章将从运动素质的几个方面来分析青少年体质健康水平的提高。

第一节　力量素质锻炼

人体任何运动都需要依靠肌肉收缩产生力量,克服各种阻力,完成预定的活动。人体运动的基本原理是在神经系统支配下的以肌肉为动力的身体活动,而肌肉活动的根本形式就是表现出一定的力量,带动人体完成一定的动作。可以看出,力量是运动之源,是人体运动的一项基础素质,是人体各项运动素质的根本,也是人类掌握技术和取得良好运动成绩的保证。

一、力量素质简述

力量素质就是指机体或机体的某一部分肌肉工作(收缩和舒张)时克服内部阻力(肌肉的黏滞力、关节的加固力、肌肉间的对抗力等)和外部阻力(重力、支撑反作用力、摩擦力、空气或水的阻力)的能力。

就力量素质的分类而言,根据力量与体重的相互关系,力量可分为相对力量和绝对力量。

相对力量是指运动员单位体重所具有的最大力量,在一定程度上反映了肌肉质量的好坏。其关系公式如下:相对力量＝最大力量/体重。绝对力量是指在不考虑体重的条件下,所表现出来的最大力量。在此意义上,绝对力量和最大力量的含义相同,可以通过对抗外界负荷的力值表示。

相对力量可以看作运动员的加速能力。在克服自身体重的位移性运动项目中和分级别的运动项目中,相对力量具有十分重要的意义。相对力量直接影响运动员场上移动时加速和减速的能力,相对力量越大,在运动场上的位移越轻快。

根据力量与运动专项的关系,力量可分为一般力量和专项力量。

一般力量是指身体各部位肌肉在完成非特定的专项动作时,对抗和克服阻力的能力。例如,卧推和深蹲时克服杠铃表现出来的最大力量,由于其动作形式和众多运动项目相差较大,该力量属于一般力量。专项力量是指在时间、空间特征上,严格符合专项竞技动作要求的肌肉收缩能力。

运动员的体能锻炼主要是围绕着专项力量体系所进行的针对性锻炼,是专项力量体系不断完善和提升的过程,因此,专项力量的大小直接影响着运动员成绩优劣,因而,备受各级教练员们的重视。但专项力量的发展必须建立在一定的一般力量水平的基础上,如果一般力量水平较低,将影响运动员专项力量的提高,甚至出现运动损伤。

一般力量和专项力量相互影响,相互制约。专项力量的提高应当以一般力量为基础。另外,一般力量和专项力量是相对的。针对不同的项目,一般力量和专项力量会随之发生变化。例如,深蹲时的力量相对于篮球运动是一般力量,而相对于举重运动则属于专项力量。

根据肌肉在运动中的功能,力量可分为稳定性力量和爆发性力量。

稳定性力量指的是在运动中保持肢体关节稳定的肌肉力量。运动中的关节稳定性需要神经肌肉系统精密的控制和协调的工作。爆发性力量是指在一个爆发性动作或一组强有力动作过程中快速发力的能力,主要是指在短时间内肌肉快速收缩产生的最大力量。

根据完成不同体育活动时力量的表现特点不同,力量可分为最大力量、快速力量和力量耐力。

最大力量是指肌肉通过最大随意收缩克服阻力时所表现出来的最高力值。随意收缩是指不刻意要求动作速度。例如,卧推、深蹲杠铃的最大力量。肌肉最大力量在不同项目中的作用是不同的,主要取决于肌肉所对抗阻力的大小。对抗阻力越大,最大力量的作用就越明显,如举重。相反,克服外界负荷较低时,最大力量的作用就明显降低。

快速力量是指神经肌肉系统在一定时间段内产生最大力量的能力。它是体现力量与速度有机结合的一种能力。根据快速用力的特征可以将快速力量分为起动力量、爆发力、制动力量和反应力量。快速力量对短跑、短距离游泳、短距离自行车、短距离滑冰、击剑、跳高、摔跤、拳击等项目的运动成绩有着决定性作用。

其中,起动力量是指运动员在静止状态(预备或起始姿态)下快速发力的能力,是神经肌肉系统从工作开始尽可能快速地提升力量发展率的能力。爆发力是指张力已经开始增加的肌肉以最快的速度克服阻力的能力,是神经肌肉系统把起动力量进一步发展至最大化的能力。制动力量是指在迅速改变运动方向的过程中,肌肉克服阻力,产生最大负荷加速度的能力,即以较高的加速度朝相反方向运动的能力。制动力的大小取决于肌肉的退让与超等长工作的能力。反应力量是指肌肉在拉长后快速收缩的能力。反应力量取决于神经肌肉支配模式的结构和肌腱系统的机能状态,即他们的收缩能力和弹性缓冲能力。

所谓力量耐力,指的是运动员在静力性工作中长时间保持相应强度的肌紧张或在动力性工作中多次完成相应强度的肌收缩的能力。前者称为静力性力量耐力,后者称为动力性力量耐力。不同运动中,机体对抗的阻力存在着差异,因此,肌肉力量耐力具有专项性。例如,短跑运动中肌肉要维持并保持较高收缩能力,其反映了机体的高强度力量耐力。而长跑运动中,肌肉要维持较低强度、较长时间工作的能力,其反映了机体低强度下的力量耐力。

影响力量素质的因素主要有年龄、性别、激素、最大肌肉横断面积、肌纤维类型、肌纤维的数量、肌肉初长度、肌肉的牵拉角度等。

二、力量素质的锻炼

(一)臂部力量锻炼

臂部力量素质锻炼有利于塑造健美的体型,有利于提高握力、支撑力和完成各种锻炼动作的能力,还有利于增强机体各部位的肌肉力量。

1. 坐姿弯举

坐姿弯举主要用于锻炼肱二头肌的力量及前臂肌群力量。

锻炼方法:两腿自然分开,坐在凳端,一手握哑铃,另一手掌置于持哑铃手侧的膝关节上部,握哑铃的手臂充分伸展,将肘关节的上部置于膝关节处另一侧的手背上,上臂固定,慢速屈肘至胸前,然后,再有控制地下放哑铃成预备姿势,反复锻炼。

锻炼要求:锻炼采用的器械还可以是杠铃、壶铃和其他便于持握的重物。要求锻炼时两臂交替进行,负荷重量以能完成10~12次为宜。

2. 手腕屈伸负重

手腕屈伸负重主要是锻炼手腕和前臂肌群的力量素质。

锻炼方法：采用坐姿，两手反握杠铃或哑铃，前臂分别贴在两大腿上，手腕伸出位于膝关节外。手腕围绕额状轴以尽可能大的动作幅度上下旋卷，手腕卷屈幅度尽量大；或者采用掌心向下的正握杠铃的方法进行手腕旋卷运动练习。

锻炼要求：可用哑铃进行，也可采用单手握短棒的一端，另一端负重，要求手腕向上仰起、放下或手腕做旋转动作。

3. 仰卧撑

仰卧撑锻炼主要用于锻炼肱三头肌、三角肌、背阔肌等的力量素质。

锻炼方法：仰卧，两臂伸直，撑在约50厘米高的台上，屈臂，背部贴近高台，然后，快速推起两臂伸直，连续做10～15次。

锻炼要求：在经过一段时间的锻炼后，可将双脚抬高或负重以加大锻炼难度。

（二）胸部力量锻炼

胸部力量素质的锻炼方法很多，有徒手练习也有器械锻炼。在锻炼实践中，任何下肢高于上体的斜板卧推和飞鸟动作都有助于发展胸大肌下部力量，具体锻炼方法如下。

1. 俯卧撑

俯卧撑主要是锻炼肱三头肌、胸大肌、三角肌和前锯肌等肌群的力量素质。

锻炼方法：两手间距稍宽于肩，直臂双手俯卧撑地，两腿伸直，两脚并拢，脚趾撑地。两臂力量提高后，可使两脚位于高台上或在背部负重进行练习。

锻炼要求：首先，身体伸展随两臂的屈伸运动不应有任何多余动作;其次,锻炼过程中应尽量加大两臂的屈伸幅度。

2.宽撑双杠

宽撑双杠主要是锻炼胸大肌下部、外部肌肉,以及肱三头肌、三角肌、前锯肌等的力量素质。

锻炼方法:脸朝下,收紧下颌,弓背,脚尖向前,眼视脚尖。两手宽握双杠,屈臂使身体下降,然后,再伸臂把身体撑起。锻炼熟悉后可在脚上系重物或穿沙背心负重锻炼。

锻炼要求:屈臂时尽可能使身体降低一些,不要借力。

3.仰卧扩胸

仰卧扩胸主要是发展胸大肌和三角肌的力量。

锻炼方法:仰卧在垫子或矮凳上,两手持哑铃两臂伸直,与身体成“十”字形。直臂慢速将哑铃举至胸的正上方,然后,慢速还原成预备姿势,反复锻炼。

锻炼要求:动作速度不宜快,两臂应有控制地下放还原;要求锻炼过程中两臂下放时不触垫。

4.斜板卧推

斜板卧推主要是锻炼胸大肌下部、肱三头肌和三角肌力量。

锻炼方法:练习者宽握杠铃仰卧于斜板上,脚高于头,朝着胸中部慢慢放下杠铃,肘关节外展与身体成 90°。随后迅速用力向上举起杠铃,再以稳定节奏反复锻炼。

锻炼要求:锻炼中所持器械的重量应根据练习者的具体情况合理选择,重量过轻或过重都不利于锻炼,严重的还会造成运动损伤。

5.颈上卧推

颈上卧推主要是锻炼胸大肌上部、肱三头肌和三角肌的力量素质。

锻炼方法:仰卧于卧推架上,可采用宽、中、窄三种握距,手持杠铃或哑铃,先屈臂将其放于颈根部,两肘尽量外展,将杠铃推起至两臂完全伸直。反复锻炼。

锻炼要求:同斜板卧推。

(三)腹部力量锻炼

腹部力量素质锻炼的重点是发展腹外斜肌、腹内斜肌、腹直肌和髂腰肌力量,充分利用腹肌的收缩来缩短骨盆底部至胸骨间的距离。具体锻炼方法如下。

1.仰卧起坐

仰卧起坐主要是锻炼腹直肌、髂腰肌的力量素质。

锻炼方法:仰卧在凳上或斜板上,两足固定,两手抱头,然后,屈上体坐起,再还原,一次做 10～15 个,也可两手于颈后持杠铃片或其他重物负重锻炼。

锻炼要求:收缩腹部,胸部尽量紧贴膝盖。

2.仰卧举腿

仰卧举腿主要是锻炼腹直肌、腹外斜肌和骶棘肌的力量素质。

锻炼方法:仰卧于垫子上,两脚并拢两腿伸直,双手置于头后;或仰卧于斜板上,上体位于高端,两手抓握板端,身体伸展。两腿伸直双脚并拢,慢速上举,腿与上体折叠,使脚尖举至头后,然后,慢速还原成预备姿势。也可在踝关节处负重锻炼。

锻炼要求:注意腿上举时不要屈膝,还原下放时不能放松,应有控制地下落。

3.支撑举腿

支撑举腿主要是锻炼腹直肌、腹外斜肌和髂腰肌的力量素质。

锻炼方法:两手直臂撑在双杠上,下肢放松,身体伸展。两腿伸直双脚并拢,收腹举腿至水平位,与上体成直角,然后,再放下双腿,还原成预备姿势,反复练习。为了增强练习效果,可在脚腕负重锻炼。

锻炼要求:直膝向上举腿,举腿速度均匀,注意放腿动作不要放松,应有控制地下放。

(四)腿部力量锻炼

腿部是机体运动最重要的部位之一,腿部力量是机体从事其他常见运动项目的基础。腿部力量素质的锻炼方法如下。

1.蛙跳

蛙跳主要是锻炼下肢爆发力及协调用力。

锻炼方法:身穿沙背心,带沙护腿(也可不负重),全蹲。两脚蹬地,腿蹬直向前上方跳起,腾空后挺胸收腹,快速屈腿前摆,以双脚掌落地后不停顿地连续做6~10次。

锻炼要求:尽量快速起跳,身体充分伸展开,可逐渐增加远度要求。

2.负重深(半)蹲跳

负重深(半)蹲跳主要是锻炼伸膝和伸髋的肌肉群(如股四头肌、股二头肌、小腿三头肌和臀大肌等)的力量素质。

锻炼方法:双脚左右自然开立,肩负杠铃,双手正握杠铃扛于颈后,躯干挺直。屈膝半蹲快速蹬伸,髋、膝、踝充分伸展,向垂直方向跳起,落地时保持半蹲(半蹲跳)或深蹲(深蹲跳),紧接着快速蹬伸跳起,反复练习。

锻炼要求:落地时踝关节保持适度的紧张;跳起腾空后下肢肌群尽量放松。

（五）臀部力量锻炼

下列锻炼方法都是以发展臀部肌肉群力量为主。

1. 俯卧背屈伸

锻炼方法：俯卧于锻炼机的垫上，双腿并拢伸直，双手放于两侧；臀部用力将腿向上抬至动作最大幅度，保持 2～3 秒钟，重复此动作。

锻炼要求：锻炼时要注意双腿并拢伸直，主动利用臀大肌收缩力量。

2. 侧卧侧摆腿

锻炼方法：侧卧于长凳上，双腿并拢伸直，双手扶长凳；向上抬外侧腿至动作最大幅度，保持 2～3 秒钟；慢慢还原成开始姿势，保持腿伸直，重复练习。

锻炼要求：锻炼时要注意双腿伸直。

3. 负重弓步

锻炼方法：双腿弓步站立，双臂自然下垂，双手持杠铃片；弓步向前移动，弓步大腿与地面平行，后腿尽量伸直，重复练习。

锻炼要求：锻炼时要注意身体正直，负荷可适当增加。

4. 站立直腿后拉

锻炼方法：背对锻炼机前后分腿站立，双脚间距略宽于肩，一腿踝关节处套拉力器套扣用力拉至脚尖点地，另一腿伸直支撑，身体前倾；慢慢后拉至动作最大幅度，还原成开始姿势，两腿交换重复练习。

锻炼要求：锻炼时要注意支撑腿尽量伸直，稳定重心。

第二节　速度素质锻炼

速度在不同的项目中具有不同的表现形式,一般来说,速度主要包括反应速度、动作速度和移动速度等基本的表现形式。同时,在运动实践中也存在着速度—协调、速度—能量和速度—心理等速度的综合表现形式。

一、速度素质简述

速度是指人体或人体某一部分进行快速运动或快速改变原有运动状态的能力。速度对于大多数体育运动项目来说都是取得好成绩的关键因素之一。

竞技运动中,速度主要体现在快速完成动作、对各种信号刺激的快速反应以及快速位移的能力。速度在竞技运动中包括反应速度、动作速度和移动速度三种形式。反应速度是人体对各种刺激反应的快慢;动作速度是指完成单个动作时间的长短;位移速度是指周期性运动中人体在单位时间内通过的距离。

速度主要分为简单或复杂动作的反应速度、动作速度、动作频率及移动速度等。但是在竞技表现中,速度通常并不是以一种标准化、单一的形式出现,往往是综合表现型的。

二、速度素质的锻炼

(一)反应速度锻炼

1.伙伴组合

以发出的口令为根据,要求几个人组合在一起,即要几人组成一组,与口令要求不符的组即为失败。其目的是对练习者的灵敏素质和反应动作的灵活性进行锻炼。

2.起跑接后蹬跑

练习者采用蹲踞式起跑的方式作为准备姿势，当听到开始的口令后，要迅速起跑接着做后蹬跑 20 米，练习 2～3 组，每组练习 2～3 次。练习时，起跑要迅速，并采用正确的后蹬跑技术。

3.反应起跳

如图 5-1 所示，练习者围圈面向圈内站立，圈内 1～2 人，站在圆心附近手持小树枝或小竹竿（竿长超过圈半径）。游戏开始，持竿者将竹竿绕过站圈人脚下划圆，竿经谁脚下即起跳，不让竿打上脚，被打即失败进圈换持竿者。反应起跳锻炼主要目的是为了促进反应动作速度的加快。锻炼过程中持竿者可以突然变化画圈方向，并快速、机敏地完成动作。

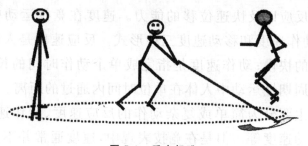

图 5-1　反应起跳

4.两人拍击

如图 5-2 所示，两人面向开立，听到开始口令后，设法对对方背部进行拍击，而又要注意自己不被对方击中。在规定时间内（每次 1 分钟左右），拍击对手多的人为胜。

两人拍击锻炼的主要目的是促进练习者反应动作速度和上体动作灵活性的提高。在锻炼过程中要求练习者要快速、机敏地完成动作。

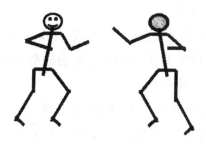

图 5-2　两人拍击

5.追逐游戏

如图 5-3 所示,两队相距 2 米面向站立,事先规定单数队和双数队。听教练口令发出是单数还是双数(教练叫一个数字),按事先的规定(叫到单数,单数跑或追),一队跑一队追。在 15～20 米左右距离内追上为胜,追不上为败。

追逐游戏锻炼的主要目的是促进反应动作速度和灵敏素质的提高。练习者要快速、机敏地完成动作。

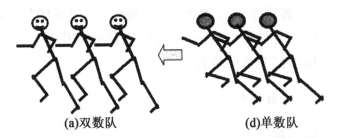

(a)双数队　　　　　　　　　　(d)单数队

图 5-3　追逐游戏

(二)动作速度锻炼

1.上肢和躯干锻炼

(1)仰卧快速斜推哑铃

把瑞士球放在地面上,练习者先坐在瑞士球上。向前迈步成仰卧姿势,头枕在球上,上背部支撑身体重心,双脚在地面上。将哑铃连续快速向上推。

（2）俯卧撑起击掌

双手与双脚掌撑在地面，身体成一线。向身体下方弯曲肘部，而后快速撑起身体并击掌，恢复开始姿势重复练习。

（3）双球支撑快速扩胸

在地面上放置两个左右相邻的瑞士球，俯卧用双臂的前臂支撑身体重心。双脚支撑在地面上，身体与地面夹角为30°。向外侧滚动两个球，双臂打开，直到自己能够控制的动作幅度。然后，双臂回收，将球滚到开始位置。

（4）仰卧快速单臂拉引

把瑞士球放在地面上，靠近滑轮拉引练习器。练习者单手握住滑轮拉引练习器把手，成仰卧姿势。头和上背部在瑞士球上支撑，双脚置于地面，髋和背部平行于地面。稍微弯曲肘关节，臂从较低位置开始拉引。

（5）斜立扩胸

在地面上放置两个左右相邻的瑞士球，俯卧用双手扶住球面支撑上体。双脚脚掌撑在地面，身体屈膝，并向球倾斜。向外侧滚动两个球，双臂打开，直到自己能够控制的动作幅度。然后，双臂回收，将球滚到开始的位置。

2.髋部和下肢锻炼

（1）立定跳远

与沙坑或垫子面对，双脚左右开立（两脚间距离同肩宽），向上举双臂并将身体充分伸展。下蹲后迅速蹬伸双腿，向前上方跳起，前引双脚落地。

（2）立定三级跳远

预备姿势与立定跳远相同，双脚起跳以单脚落地接跨步动作。另一只脚落地再跨步，双脚落地。

（3）单腿跳

单脚重复起跳和落地。不要跳得太高，在身体腾空中向前摆动起跳腿，大腿平行于地面。

（4）跨步跳

双脚交替起跳和落地。不要跳得太高,摆动腿大腿平行于地面,步长比正常跑进要大。

3.全身配合锻炼

（1）垫上后空翻

在海绵包或垫子上双脚左右开立（两脚间距离同肩宽）,向上举双臂并将身体充分伸展。下蹲后迅速蹬伸双腿,向后上方跳起并向后仰头,双脚离地进入180°后空翻。双手先支撑海绵包或垫子引导身体下落,再收腹使双脚落地。

（2）双腿起跳背越过杆

与海绵包和横杆背对,双脚左右开立（两脚间距离同肩宽）,向上举双臂并将身体充分伸展。下蹲后迅速蹬伸双腿,向后上方跳起,仰头形成背弓越过横杆。过杆后收腹、用背部先落在海绵包上。

（3）后抛实心球或铅球

与抛掷方向背对,双脚左右开立（两脚间距离同一肩半宽）,双臂伸直双手持实心球或铅球举过头顶。团身将实心球或铅球下摆到两小腿之间并与地面接近。迅速蹬腿、挺身、挥臂并将实心球或铅球向身体后上方抛出。

（4）前抛实心球或铅球

与抛掷方向面对,双脚左右开立（两脚间距离同一肩半宽）,双臂伸直双手持实心球或铅球举过头顶。团身将实心球或铅球下摆到两小腿之间并与地面接近。迅速蹬腿、挺身、挥臂并将实心球或铅球向身体前上方抛出。

（三）移动速度锻炼

1.上肢和躯干锻炼

（1）摆臂

双脚并拢站立以短跑动作前后摆动双臂,肘关节弯曲约90°,

双手放松。前摆手摆到与肩部大约相同的高度,后摆手摆到臀部之后。

（2）跑步动作平衡

采用最高速度时的单腿支撑姿势,左脚用脚掌支撑,肘关节弯曲约 90°。左手在肩部高度,右手在髋部高度,高抬右腿,右脚踝向臀部靠近。

2.髋部和下肢锻炼

（1）跑步姿势交换腿高跳落点向外（内）

从慢跑开始,沿分道线或直线练习,用跑的身体姿势进行高跳。起跳后用另一只脚落地,继续练习。

（2）踝关节小步跑

采用很小的步长快跑,强调脚底肌群的蹬地和踝关节屈伸动作。以脚掌蹬离地面。

（3）跑步姿势交换腿高跳

从慢跑开始,用跑的身体姿势进行高跳。起跳后用另一只脚落地。

（4）脚回环

单腿支撑,手扶固定物维持身体平衡。一只脚以短跑动作进行回环练习。

3.全身配合锻炼

（1）原地快速高抬腿

以短跑动作前后摆动双臂进行原地快速高抬腿,肘关节弯曲大约 90°。前摆手摆到与肩部同等高度,后摆手摆到臀部之后。大腿摆到平行于地面的姿势。

（2）跑绳梯

双脚在不同格内落地，尽快跑过每格约 50 厘米间距的绳梯或小棍。

（3）单腿过栏架跑

以约 1 米间距摆放 8～10 个约 30～40 厘米高的栏架。在栏架一端支撑腿直膝跑进，摆动腿从栏架上越过。

（4）双腿过栏架跑

以约 1 米间距摆放 8～10 个约 30～40 厘米高的栏架。在栏架上做高抬腿跑，在每一个栏间距内双脚落地，采用同一条攻栏摆动腿。

（5）拖人和牵引跑

两位练习者将一绳索系在腰部，相距 3～5 米同时起跑。前面的练习者拖动后面的练习者跑进。

第三节　耐力素质锻炼

耐力素质是人体身体素质的重要组成部分之一，是体现个体的健康水平或体质强弱的重要标志。任何一个体育运动项目都需要运动者具备相应的耐力素质。

一、耐力素质简述

耐力是有机体在较长时间内，通过对抗疲劳（生理疲劳和心理疲劳）来保持特定强度负荷或动作质量的持续工作能力。运动生理学研究认为，疲劳是由于机体在长时间工作中而引起的工作能力暂时性的降低，其表现为工作较困难或者完全不能继续按照以前的强度工作。因此，体育健身者克服疲劳的能力，客观真实地反映了其耐力水平。

耐力素质的分类方法有很多，根据氧代谢的特征，可以将耐力素质分为有氧耐力与无氧耐力；根据肌肉工作的性质，可以将耐力素质分为静力性耐力素质与动力性耐力素质；根据专项活动的关系可以将耐力素质分为一般耐力与专项耐力等。

影响耐力素质的因素主要有最大吸氧量水平、个性心理、无氧酵解供能水平、中枢神经系统功能等。

耐力素质是指个体克服工作过程中所产生疲劳的能力。它是人体身体素质的重要组成部分之一，是体现个体的健康水平或体质强弱的重要标志。任何一个体育运动项目都需要运动者具备相应的耐力素质。

二、耐力素质的锻炼

(一)有氧耐力锻炼

1. 定时走

在场地、公路或其他自然环境中按规定时间做自然走或稍快些自然走。一般持续大约 30 分钟的时间。

2. 变速跑

在场地上进行。快跑段、慢跑段距离根据要求决定。一般常以 400 米、600 米、800 米、1000 米等段落进行，如中距离跑常用 400 米快跑，200 米慢跑的变速或 600 米快跑，200～400 米慢跑等变速。

3. 重复跑

在跑道上进行，根据锻炼要求决定重复跑的距离、次数与强度。发展有氧耐力时，控制重复跑的强度，要适当增加跑距。一般重复跑距为 600 米、800 米、1000 米、1200 米等。

4. 大步走、交叉步走或竞走

在场地、公路或其他自然环境中大步快走，交叉步走或几种走交替进行。每组 1000 米左右，做 4～6 组。

5. 越野跑

在公路、树林、草地、山坡等场地进行。距离要求一般在 4000 米以上，多可达 10000～20000 米。

6. 竞走追逐

在跑道上，两人前后相距 10 米的距离，听口令开始竞走，后者向前者追赶，每组 400～600 米，做 4～6 组。必须按竞走技术的标准动作要求进行，不能犯规，每组结束后进行两分钟的放松慢跑。

7. 沙地连续走或负重走

海滩沙地徒手快走或负重（杠铃杆或背人）走。徒手快走每组 400～800 米，负重走每组 200 米。

8. 水中定时游

不对游泳的姿势及速度做出规定，对水中的时间进行规定，如不间断地游 15 分钟、20 分钟等。注意，是不间断地游。

（二）无氧耐力锻炼

1. 间歇后蹬跑

行进间后蹬跑。每组 30～40 米或 60～80 米，重复 6～8 次，间歇 2～3 分钟。保持 80％的强度。

2. 原地间歇高抬腿跑

原地做快速高抬腿练习。发展非乳酸性无氧耐力，做每组 5 秒、10 秒、30 秒钟快速高抬腿练习，做 6～8 组，间歇时间为 2～3 分钟。保持 90％～95％的强度。发展乳酸性无氧耐力，做 1 分钟练习,或 100～150 次为一组,做 6～8 组,每组间歇时间为 2～4 分钟。保持 80% 的强度。

3.间歇接力跑

在跑道上将 4 人分成两组,两组队员间距 200 米站立,听口令起跑,每人跑 200 米交接棒。每人重复 8～10 次。

4.反复超赶跑

在田径场跑道或公路上,10 名左右的练习者成纵队慢跑或中等速度跑,听口令后,队尾的练习者加速跑到排头。每名练习者重复循环 6～8 次。保持 65%～75% 的强度。

5.反复连续跑台阶

在每级高 20 厘米的楼梯或高 50 厘米的看台上,连续跑台阶 30～40 步,每步 2 级,中途不要间断。重复 6 次,每次保持 5 分钟的间歇,并保持 65%～70% 的强度。

6.游泳接力

两名或 4 名练习者 50 米往返接力,也可混合姿势游。每名练习者游 4 次为一组,做 3～4 组,每组间歇时间约为 5～8 分钟。保持 60%～70% 的强度。

7.水中追逐游

两名练习者相距 3～5 米,同时出发,进行追逐游。两名练习者必须统一游的姿势。每次 50 米往返,做 3～5 组,心率达 160 次/分钟以上。保持 65%～75% 的强度。

8.跳绳跑

跑道上做两臂正摇跳绳跑,每次跑 200 米,做 5～8 次,间歇 5 分钟。保持 60%～70% 的强度。要求每次结束时心率达 160 次/

分钟,间歇恢复到 120 次/分钟以下时开始第二次练习。

(三)混合耐力锻炼

1.反复跑

每组反复跑 150 米、250 米、500 米,之间休息 4～5 次,强度保持在 80% 以上。每组练习之间大约保持 20 分钟的休息时间。要求以预定的时间将全程跑完。也可以采用专项的 3/4 距离进行练习。

2.间歇快跑

以练习者实际情况为依据对锻炼负荷进行增减和调整。以接近 100% 强度将 100 米跑完后,接着进行 1 分钟慢跑,间歇练习。以快慢方式对照组成一组。反复锻炼 10～30 组。

3.持续接力

以 100～200 米的全力跑,每组 4～5 人轮流接力。锻炼中要重视协调配合与安全问题。如果参与锻炼的练习者人数充足,也可以分成若干组进行锻炼比赛。

4.力竭重复跑

采用专项比赛距离,或者稍长距离,以 100% 强度全力跑若干次,每次之间充分休息。短跑可以采用 30 米、中跑可采用 800 或者 1500 米的距离。

第四节　柔韧素质锻炼

柔韧素质是一项重要的运动素质。发展柔韧素质不仅可以加大动作幅度,使动作更加优美、协调,而且能相对加大动作力量,减少受伤的可能性。

一、柔韧素质简述

柔韧素质是指人体各个关节的活动幅度以及肌肉、肌腱和韧带等软组织的伸展能力。柔韧素质包括两个方面的含义,一是关节活动幅度的大小;二是跨过关节的肌肉、肌腱、韧带等软组织的伸展性。关节的活动幅度主要取决于关节本身的装置结构。跨过关节的肌肉、肌腱、韧带等软组织的伸展性,则主要通过合理的锻炼获得。

柔韧性是有效改进技术的必要基础,也是保证提高运动技术水平的基本因素之一。如果柔韧性差,掌握动作技能的过程会立即缓慢下来,并变得复杂化,而其中某些对完成比赛动作十分重要的关键技术往往不可能学会。关节柔韧性差还会限制力量及速度、协调能力的发挥,使肌肉协调性下降,工作吃力,并影响到其他运动素质的发展,而且往往还会成为肌肉、韧带损伤的原因。

柔韧素质从需要来说,可分为一般柔韧性、专项柔韧性、主动柔韧性和被动柔韧性。

一般柔韧性是指运动员在进行锻炼时,为适应这类身体练习,保证一般锻炼顺利进行所需要的柔韧素质。例如,球类运动员在速度练习时,加大必要的步幅所需要的腿部柔韧性;田径运动员用杠铃进行深蹲练习时,所需要的大腿后群肌肉表现出来的柔韧性。

专项柔韧性是专项运动技术所特殊需要的柔韧性。它建立在一般柔韧性基础上,并由各专项动作的生物力学结构所决定。例如,赛艇运动员需要良好的脊柱、肩和髋关节柔韧性;速滑和赛跑运动员则要求髋、膝、踝关节特别灵活;体操运动员为了完成各种器械练习,肩、髋、腰、腿等部位必须表现出大幅度的活动范围。

主动柔韧性指运动员依靠相应关节周围肌肉群的积极工作,完成大幅度动作的能力。主动柔韧性不仅涉及培养对柔韧性有直接影响的能力,而且还涉及力量素质的发展,力量素质的发展能促进主动柔韧性水平的提高。

被动柔韧性是指被动用力时,关节所能达到的最大活动幅度,运动员被动柔韧性的指标一般高于主动柔韧性。被动柔韧性是发展主动柔韧性的基础。

二、柔韧素质的锻炼

(一)颈部柔韧性锻炼

1.前拉头

在地面上站立(也可在垫子上坐立),双手置于头后并交叉。呼气,拉动头部使之与胸部靠近,下颌与胸部接触。

2.侧拉头

在地面上站立(也可在垫子上坐立),左臂的肘部在背后弯曲,从背后用右臂将左臂肘关节抓住。向右拉左臂的肘关节直到过身体中线。呼气,使右耳与右肩紧贴。

3.后拉头

在地面上站立(也可在垫子上坐立),慢慢向后仰头,双手置于前额,慢慢将颈部向后拉动。

4.仰卧前拉头

膝部弯曲仰卧在地上,双手置于头后并交叉。呼气,拉动头部使之与胸部靠近。

5.团身颈拉伸

身体从仰卧姿势开始举腿团身,头后部和肩部支撑身体重心,双手在膝后将腿抱住。呼气,拉动大腿使之靠近胸部,双膝和小腿前部与地面接触。重复练习。

6.持哑铃颈拉伸

双脚并拢在地面站立,右手紧握哑铃,肩部下沉。左手经过头顶扶在头的右边。呼气,左手将头部拉向左侧,使头的左侧与左肩紧贴。换方向重复练习。

(二)肩关节柔韧性锻炼

1.向内拉肩

在地面上站立(也可以选择在垫上坐立),一只手臂的肘关节抬起,直到与肩部持平,肘部弯曲,交叉于另一只手臂。抬起另一只手臂,直到与肩部持平后将对侧的肘关节抓住,呼气,向后拉肘关节。两手臂动作交换重复进行练习(图5-4)。

2.向后拉肩

在地面上站立(也可以选择在垫上坐立),双手在背后合掌,手指朝向下方。吸气,手腕开始转动直到手指朝向上方。吸气,将双手尽量向上方移动,直到难以继续移动,同时,将肘部向后面拉。重复练习(图5-5)。

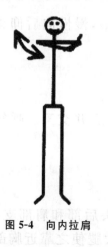

图5-4 向内拉肩

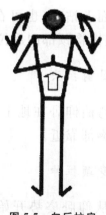

图5-5 向后拉肩

3.背向拉肩

背对着墙在地面上站立,将双臂向后面抬起,直到与肩持平,伸直手臂扶墙,手指保持向上。呼气,膝部弯曲使肩部下降。重复练习(图 5-6)。

4.助力顶肩

保持跪立姿势,向上举起双臂,在同伴颈后交叉双手。同伴双脚分开大约与肩同宽站在该练习者背后,并把手放在髋部,碰触该练习者的肩胛部位,然后,向后仰身体,用髋部向前上方顶该练习者的肩胛部位。重复练习(图 5-7)。

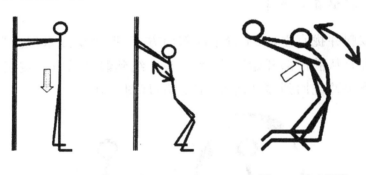

图 5-6　背向拉肩　　　　　图 5-7　助力顶肩

5.助力转肩

弯曲一只手臂的肘部呈 90°,并向侧上方举起,同伴帮助该练习者对其肘关节进行固定,练习者将手腕向后推动。换另一只手臂重复练习(图 5-8)。

6.单臂开门拉肩

打开一扇门,按前后方向分开双脚站立在门框内,对臂肘关节进行拉伸,使关节向外伸展到与肩部齐平的位置。拉伸臂的前臂保持向上,掌心与墙相对。呼气,向对侧转动躯干,使肩部拉伸。重复练习(图 5-9)。

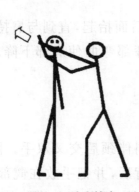
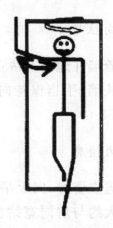

图 5-8　助力转肩　　　　　　　图 5-9　单臂开门拉肩

7.握棍直臂绕肩

双腿并拢直立,双手置于髋部前方,手握毛巾或木棍。吸气,手臂伸直从髋前部开始转动,经过头上绕到髋部后方。按照这一路线将手臂绕回到髋部前方,重复练习(图 5-10)。

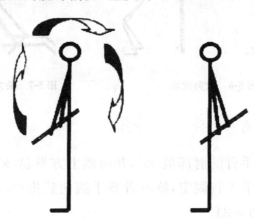

图 5-10　握棍直臂绕臂

(三)腕关节柔韧性锻炼

1.压腕

双腿并拢直立,双臂置于胸前,肘部弯曲,将一只手的手掌根部顶在另一只手的四指末端并且用力压。两手动作交换重复练习(图 5-11)。

2.跪撑正压腕

双膝跪在地面上,伸直双臂触地,用双臂支撑身体重心,双手之间的距离与肩宽大约相同,手指保持向前。呼气,向前移动身体重心。恢复开始姿势继续练习(图 5-12)。

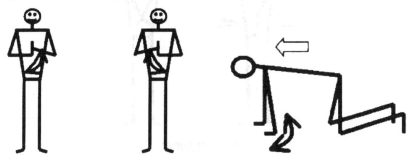

图 5-11　压腕　　　　　　　　　　图 5-12　跪撑正压腕

3.跪撑侧压腕

双膝跪在地面上,伸直双臂触地,用双臂支撑身体重心,两手的腕部保持靠拢,手指朝向身体两侧方向。呼气,慢慢地向前后两个方向移动身体重心。重复练习(图 5-13)。

4.跪撑反压腕

双膝跪在地面上,伸直双臂触地,用双臂支撑身体重心,双手之间的距离与肩宽大约相同,手指保持向后。呼气,向后移动身体重心。恢复开始姿势继续练习(图 5-14)。

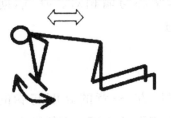 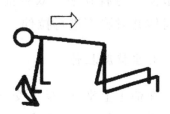

图 5-13　跪撑侧压腕　　　　　　　图 5-14　跪撑反压腕

5. 向内旋腕

双腿并拢直立,伸直双臂,两手合掌。呼气,尽量将双手的手腕向内侧旋转,双手分离。重复练习(图 5-15)。

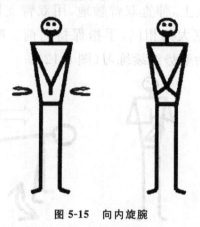

图 5-15　向内旋腕

(四)胸部柔韧性锻炼

1. 跪拉胸

在地面做跪立姿势,向前倾斜身体,双臂前臂在高于头部的位置交叉并将双手放在台子上。呼气,头部和胸部尽量向下沉,直到与地面接触。重复练习。

2. 开门拉胸

打开一扇门,双脚前后分开站立在门框内,向外伸展双臂肘关节使之与肩齐平。双臂前臂向上,掌心与墙相对。呼气,向前倾身体并对胸部进行拉伸。重复练习。

3. 坐椅胸拉伸

在椅子上坐立,双手交叉于头部后方,椅背的高度与胸的中部齐平。吸气,向后移动双臂,向后仰躯干的上部,将胸部拉伸。

4. 直臂开门拉胸

打开一扇门,双脚前后分开站立在门框内,向斜上方伸展双臂使双臂顶在门框和墙壁上。双手掌心与墙相对。呼气,前倾身体并对胸部进行拉伸。重复练习。

(五)腹部柔韧性锻炼

1. 俯卧背弓

在垫上俯卧,膝部弯曲,脚跟移向髋部。吸气,双手将双踝抓住。收缩臀部肌肉,胸部和双膝提起并与垫子分离。重复练习。

2. 跪立背弓

跪立在垫上,脚尖朝向后面。双手置于臀上部,呈背弓姿势,收缩臀部肌肉送髋。呼气,背弓力度加大,向后仰头,张口,双手慢慢向脚跟滑动。重复练习。

3. 上体俯卧撑起

俯卧在垫子上,双手掌心朝下,手指向前置于髋的两侧。呼气,双臂将上体撑起,向后仰头,呈背弓姿势。重复练习。

(六)背部柔韧性锻炼

1. 坐立拉背

在垫子上坐立,稍微弯曲双膝,躯干与大腿上部紧贴,双手将腿抱住,肘关节置于膝关节下面。呼气,向前倾斜上体,双臂从大腿上把背向前拉,双脚触地。

2. 站立伸背

并拢双脚站立于地面上,向前倾斜上体直至平行于地面,双手置于栏杆上,比头部位置稍高。伸直四肢,髋部弯曲。呼气,双手将栏杆抓住将上体下压,背部下凹呈背弓姿势。

(七)腰部柔韧性锻炼

1.仰卧团身

仰卧在垫上,膝部弯曲,双脚向臀部滑动。双手置于膝关节下面。呼气,双手牵拉双膝使之与胸部和肩部靠近,髋部提起与垫子分离。重复练习。

2.俯卧转腰

在台子上俯卧,伸出躯干上部使之在空中停留,将一根木棍扛在颈后肩上。在身体两侧展开双臂将木棍固定。呼气,躯干大幅度转动。改变方向重复练习。

3.倒立屈髋

身体开始是仰卧姿势,然后,垂直倒立,将身体重心移到头后部、肩部和上臂,双手置于腰间。呼气,并拢双腿,膝部伸直,双脚缓慢下降并触地。重复练习。

4.体前屈蹲起

并拢双脚,身体向前倾并下蹲,双手手指朝向前面并置于脚两侧触地。躯干与大腿上部紧贴,最大限度地伸展膝部。重复练习。

5.站立体侧屈

双脚左右分开站立,交叉双手举过头顶将手臂向上伸直。呼气,一侧耳朵与肩部紧贴,最大限度地做体侧屈动作。转变方向重复练习。

6.助力腰腹侧屈

双脚左右分开站立,一只臂自然下垂于体侧,另一只臂在头上部并使肘部弯曲。同伴用一只手将其髋部固定,另一只手将其弯曲的肘部抓住。呼气,同伴帮助其手臂下垂在身体一侧并屈上体。换方向重复练习。

(八)髋关节柔韧性锻炼

1.弓箭步压髋

以弓箭步的姿势站立,前面腿的膝关节弯曲成 $90°$。后面腿的脚背与地面接触,脚尖保持向后。双手置于腰部。膝部弯曲使身体重心降低,用后面腿的膝部与地面接触。呼气,将后面腿的髋部向下压。换腿重复练习(图 5-16)。

2.仰卧转压腿

仰卧在地面上,伸展双腿,左腿的膝部弯曲提到与胸部等高的位置,右手将左膝的外侧扶住。左臂伸向左侧。呼气,右手横向用力把左膝向身体右侧的地面下压。两腿交换练习(图 5-17)。

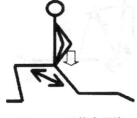
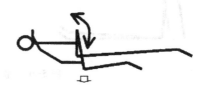

图 5-16　弓箭步压腕　　　　图 5-17　仰卧转压腿

3.身体扭转侧屈

在地面上站立,伸展左腿然后向内收回,在右腿前尽量与右腿交叉。呼气,躯干弯曲并向右边倾斜,双手尽量与左脚跟碰触。在身体左右两侧交换练习(图 5-18)。

4. 台上侧卧拉引

在台子的边缘侧身卧，伸展双腿。呼气，上部的腿膝盖伸直分腿向后移动，在空中停留。两腿交换重复练习（图 5-19）。

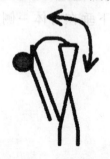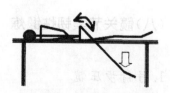

图 5-18　身体扭转侧屈　　　　图 5-19　台上侧卧拉引

5. 坐立反向转体

在地面上静坐，在身体前伸展双腿，双手置于髋后部触地支撑身体重心。双腿交叉，膝部弯曲使脚跟滑动到臀部方向。呼气，转动身体，头向身体后方转动并继续转动身体，使身体对侧的肘关节顶在膝部弯曲的那只腿的外侧，并慢慢推动膝部弯曲的腿（图 5-20）。

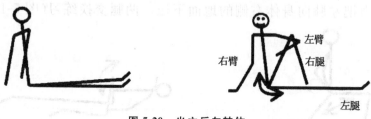

图 5-20　坐立反向转体

6. 垫上前后分腿

在垫上静坐，伸展双腿，双手置于髋部两边，触地支撑身体重心。向外伸展右大腿，与垫子接触并使膝部弯曲，使脚与左腿的膝部接触。吸气，双臂触地将身体撑起。左腿伸展向身后方向，大腿上部、膝盖、胫前部和脚掌内侧与垫子接触（图 5-21）。呼气，将左腿的髋部下压。两腿交换重复练习。

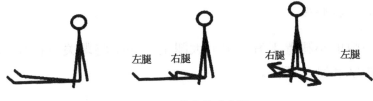

图 5-21　垫上前后分腿

7.仰卧髋臀拉伸

在台子边缘平卧,外侧腿离开台子并使其在空中停留。吸气,内侧腿的膝部在台子上弯曲,双手抱住膝部慢慢将其向胸部方向拉(图 5-22)。

8.仰卧交叉腿屈髋

仰卧在台子上,双腿交叉,左腿在上,右腿在下,双手在头部后方交叉。呼气,右腿膝部弯曲,右脚抬起与地面分离,慢慢推动左腿向头部方向。双腿交替练习(图 5-23)。

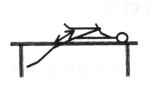

图 5-22　仰卧髋臀拉伸

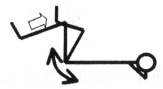

图 5-23　仰卧交叉腿屈髋

(九)踝关节柔韧性锻炼

1.跪撑后坐

跪在地面上,双手触地,并拢双脚并用脚掌支撑身体。呼气,将臀部向后下方移动。

2.上拉脚趾

一腿的小腿置于另一腿的大腿上。一手将踝关节抓住,另一手将脚趾和脚掌抓住。

3.下拉脚趾

一腿的小腿置于另一腿的大腿上。一手将踝关节抓住,另一手将脚掌和脚趾抓住。

4.踝关节向内拉伸

一腿的小腿置于另一腿的大腿上。一手将踝关节上部小腿抓住,另一手将脚的外侧抓住。呼气,并向内对踝关节外侧进行拉引。两脚交换练习。

5.脚趾上部拉伸

两脚前后分开站立,前面腿的膝部稍微弯曲,脚趾上部与地面接触,双手置于其大腿上。交换双脚练习。练习中注意吸气,使前面腿的脚趾逐渐支撑身体,并慢慢下压脚趾。

第五节　灵敏素质锻炼

面对千变万化的条件与形势,体育健身者能够迅速、协调并正确地将动作完成的能力就是灵敏素质。体育健身者运动技术水平的高低与其他运动素质能够通过灵敏素质综合反映出来。

一、灵敏素质简述

灵敏素质是指运动员在各种突然变换的条件下,快速、协调、准确地完成动作的能力。它是运动员的运动技能和各种运动素质在运动过程中的综合表现。灵敏素质建立在力量、速度(反应速度、动作速度)、耐力、柔韧、协调性、节奏感等多种素质和技能之上,这些素质和技能取决于神经系统的灵活性和可塑性,以及已建立的动作储备数量。如果运动员的身体素质在某一方面(或更多方面)得到了发展,并熟练掌握了运动技能,灵敏素质就能得到充分发展和提高。

从运动专项的角度,灵敏素质可分为一般灵敏素质和专项灵敏素质两类。一般灵敏素质是指在完成各种复杂动作时所表现出来的应变能力;专项灵敏素质是指根据各专项运动所需要的、与专项技术有密切关系的以及适应变化着的外界环境的特有能力。

二、灵敏素质的锻炼

(一)徒手锻炼

1. 单人锻炼

单人锻炼具体包含以下几种。

(1)弓箭步转体

锻炼方法:两腿成左弓箭步姿势,两臂弯曲置于体侧,身体迅速向右旋转,成右弓箭步姿势,有节奏地进行。

锻炼要求:转体动作幅度大而快,连续转体 10 秒为 1 组。练习 3 组。

(2)正踢腿转体

锻炼方法:一腿支撑站立不动,另一腿向前上方踢起至最高点时,以支撑腿为轴转体180°。两腿交替进行。

锻炼要求:踢腿时两腿均应伸直,上踢快,下落轻,上踢至离前额 30 厘米以内时方可做转体动作。练习 3 组,每组 20 次。

(3)立卧撑跳转体

锻炼方法:完成一次立卧撑动作,接原地挺身跳转体180°。

锻炼要求:计算 30 秒内完成动作次数,练习 3 组。要求动作准确,衔接迅速。

（4）前后滑跳

锻炼方法：两脚前后开立，上体稍前倾，屈膝，两臂置体侧。后脚向后蹬地，前脚向前跨出，身体随之向前移动。当前脚落地瞬间即向前蹬地，后脚向后跳，身体随之向后移动。

锻炼要求：练习时身体重心不要上下起伏，保持水平移动 30 秒为 1 组，练习 2～4 组。也可采用左、右滑跳练习。

（5）屈体跳

锻炼方法：原地双脚跳起，腾空后收腹举腿，双手由上向前摆触双脚，落地还原。

锻炼要求：练习 5 组，每组 5 次。也可做后屈体跳练习和空中抱腿练习。

（6）后扫腿

锻炼方法：左脚向前上步，左腿屈膝半蹲；右腿挺膝伸直成左弓步。左脚尖内扣，左腿屈膝全蹲，成右仆步姿势，同时，上体右转并前俯。两手随身体右转在右腿内侧撑地，右手在前。随着两手撑地与上体向右后拧转的惯性力量，以左脚前掌为轴，右脚贴地面向后扫转一周。

锻炼要求：整个动作过程连贯迅速，左右腿交替练习，共练习 4 组，每组 10 次。也可做前扫腿练习。

（7）旋风腿

锻炼方法：开步站立，两腿稍屈，两臂向身体右（左）斜下方平行伸出，此时左脚由左侧迅速提起向上高摆，上体左转，两臂上摆，右脚迅速蹬地充分伸直后腾空。上体向左后方围绕身体的垂直轴旋转一周。右腿上摆后由外侧随旋转大腿内收向里摆动。左手于体前上方拍击右脚底，然后落地。

锻炼要求：练习 5 组，每组 3 次。

（8）腾空飞脚

锻炼方法：并步站立，右脚上步，左腿向前、向上摆踢，右脚蹬地跃起，身体腾空，两臂由下向前、向头上摆起，右手背迎击左手掌。在空中，右腿向前上方弹踢，脚面绷直，右手迎击右脚面；同时,左腿屈膝,左腿收控于右腿下,脚面绷直,脚尖向下。

锻炼要求:右腿在空中踢摆时,腾起高度要高,在空中上体要直,微向前倾。练习 20 次。

(9)快速折回跑:要求运动员听哨音或看手势做往返快速跑。发出指令的间隔不超过两秒钟。

(10)障碍跑:在跑道上设立多种障碍,要求运动员迅速、敏捷地跳过或绕过障碍。

2.双人锻炼

(1)障碍追逐

锻炼方法:利用障碍物做 1 对 1 追逐游戏,追上对方并拍到其身体任何部位后立即交换追逐。

锻炼要求:练习时充分利用障碍物做些躲闪、转身等动作。练习 5～6 组,每组 20 秒钟,间歇 20 秒钟。

(2)手触膝

锻炼方法:两人一组,对面站立,在移动中伺机以手触对方膝盖部位。身体素质良好者可加一些鱼跃动作。触膝次数少者受罚。

锻炼要求:积极主动进攻对方。练习 4～5 组,每组持续练习 20 秒钟,间歇 20 秒钟。

(3)过人

锻炼方法:在直径 3 米的圆圈内,2 人各占半圆,一攻一守,攻者设法利用晃动、躲闪等假动作摆脱守者进入其防守区。

锻炼要求:交替进行,不准拉人、撞人。20 秒钟为 1 组,练习 4～6 组。

(4)模仿跑

锻炼方法:两人一组,前后站立,间隔 3 米。前者在快跑中做出变向、急停、转身等不同动作,后者及时模仿前者在跑动中做出相同的动作。

锻炼要求:练习 4 组,15 秒钟为 1 组,间隔 30 秒钟。

（5）躲闪摸肩

锻炼方法：两人站在直径 2.5 米的圆圈内，做 1 对 1 巧摸对方左肩练习。

锻炼要求：计算 30 秒钟摸中次数，重复 2 组。

（二）器械锻炼

1. 单人锻炼

单人锻炼包括各种形式的运球、传球、顶球、颠球、托球、追球、接球、多球练习、滚翻传接球练习、悬垂摆动、杠端转体跳下、翻越肋木、钻栏架、钻山羊以及各种专项球类练习和技巧、体操练习。

2. 双人锻炼

双人锻炼包括多种形式的运球、传球、接球、抢断球，以及跳障碍球、踢过顶球、接滚翻等练习。

（1）扑球

锻炼方法：两人一组，一人将球抛向另一人体侧，使其利用侧垫步、交叉垫步或交叉步起跳向球扑去并接住。

锻炼要求：两人交替进行。要求练习时逐渐加快抛球速度。

（2）吊球

锻炼方法：将球用绳子吊在空中，形状像钟摆，可高可低。用此球练习传接球等动作。

锻炼要求：练习时原地将球传向各方或跳起空中抢、打球均可。练习 3 组，每组持续 20 秒钟。

（3）跳起踢球

锻炼方法：两人间隔 15 米，面相对。一人抛球至另一人前方或侧方，另一人迅速跳起准确踢球。

锻炼要求：交替练习。15 次为 1 组，重复 2 组。

（4）俯卧传球

锻炼方法：两人一组，一人俯卧垫上，利用手支撑和腰腹后屈，接住抛向头上部的球，并迅速传出。

锻炼要求：练习 2 组，每组 20 秒钟，交替进行。

（5）接球滚翻

锻炼方法：两人一组，一人坐在垫上，接不同方向、速度的来球。向左、右两侧接球，然后，做侧滚动；接正面和侧面的球后做后滚翻。

锻炼要求：尽量加快动作速度。30 秒钟为 1 组，练习 3 组。

3.组合锻炼

（1）两个动作组合锻炼

两个动作组合锻炼主要有交叉步接后退跑、后踢腿跑接圆圈跑、坐撑举腿接俯撑起跑、侧手翻接前滚翻、转体俯卧接膝触胸、变换跳转髋接交叉步跑、盘腿坐接后滚翻、俯卧膝触胸接躲闪跑、立卧撑接原地高频跑等。

（2）三个动作组合锻炼

三个动作组合锻炼主要有立卧撑接高频跑和圆圈跑、交叉步侧跨步接滑步和障碍跑、转髋接前滚翻、旋风脚接侧手翻和前滚翻、弹腿接腾空飞脚和鱼跃前滚翻、滑跳接交叉步跑和转身滑步跑等。

（3）多个动作组合锻炼

多个动作组合练习主要有以下几种。

变向跑，具体如图 5-24、5-25 所示。

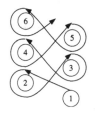

图 5-24　变向跑

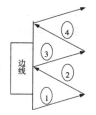

图 5-25　M 形跑

M 形跑,如图 5-26 所示。

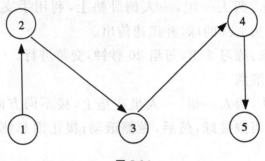

图 5-26

T 形跑,如图 5-27、图 5-28 所示。

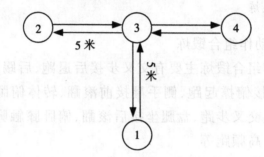

图 5-27　T 形跑(a)

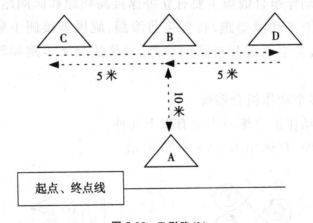

图 5-28　T 形跑(b)

第六章　青少年不同体质群体改善与提升体质的运动锻炼指导

对不同的体质群体来说,应该采取不同的、具有针对性的建设方法,这样,才能取得更加有效的健身效果。本章就主要对减肥塑身群体、强身健体群体、患病群体,以及体态矫正群体的运动锻炼方法进行具体研究。

第一节　减肥塑身群体改善体质的运动锻炼指导

一、肥胖的原因与危害

(一)肥胖的原因

在现代社会,肥胖已经成为威胁人们健康的"第一杀手"。为此,包括世界卫生组织在内的各大健康组织和专家都开始了对肥胖的相关研究。为了更好地研究肥胖,世界卫生组织首先明确了肥胖的概念,认为肥胖是脂肪在体内过多积累,达到引起健康损害程度而形成的一种慢性非传染性疾病。这一概念的确定,为相关研究工作奠定了理论基础。

营养学理论认为,人体之所以产生肥胖是因为营养过剩,是由于消耗掉的能量远远小于供给的能量,过剩的能量则以脂肪的形式贮存在体内。

医学理论认为,肥胖是指脂肪细胞中储存的脂肪过量和脂肪细胞增多,脂肪过量过多地存在体内,比人体正常体重的脂肪多出 20％以上，并严重危害人体健康的一种状态。

总体来看，人体肥胖的原因有很多，归纳起来，影响肥胖的因素主要有以下几种。

（1）遗传因素，体内内分泌代谢出现异常，调节体重的机制发生紊乱。

（2）摄入的能量物质（脂肪）过多。

（3）缺乏运动，营养过剩，过于贪睡。

（4）错误的饮食方式，吃得快，咀嚼次数少。

（5）精神出现紊乱，以及受到体内各种生物学因素的影响。

（6）食用含糖分的食品过多。

（7）高胆固醇摄入过多。

（8）脊背褐色脂肪细胞机能衰退。

（9）血液中的三磷酸腺苷酶较为缺乏。

（二）肥胖的危害

长期的理论论证和科学研究证明，肥胖的确会给人体的健康状况带来麻烦。这个麻烦主要不在于肥胖本身，而在于由于肥胖引起的身体并发症，如引起非胰岛素依赖性糖尿病、心肌梗死、脂肪肝、冠心病、高血压、中风、胆囊疾病、胆肾结石、呼吸功能不全、骨关节炎、痛风和胰腺炎等。另外，从人体运动的角度上来说，过多的脂肪堆积会对人体的灵活、柔韧、耐力、平衡等多项素质造成阻碍。女性群体甚至还会由于肥胖出现乳腺癌、月经异常、卵巢机能不全和子宫发育不全、不孕症、子宫内膜癌等一系列身体上的疾病。英国科学家研究表明，过度肥胖的人平均寿命比健康人要短 13 年之多。除了会对人的生理方面带来危害，大多数肥胖患者还要经受他人的嘲笑，进而对心理也造成不利影响。

二、减肥塑身群体改善体质的运动方法

(一)运动减脂对肥胖患者的好处

1.提高基础代谢率

基础代谢是指维持人体基本生存,如心跳、呼吸、体温、神经系统等功能所需的最基本的能量。基础代谢率低是肥胖的危险因素,运动对基础代谢率影响的说法不一致,可能与运动强度和持续时间有一定关系,但一般认为长期规律的运动可以提高肥胖症患者的基础代谢率,从而增加能量消耗。即使是中小强度的运动,如慢跑、快走、游泳,它们的能量消耗仍比静坐和睡眠时高出几倍到几十倍。此外,运动本身不仅消耗能量,还影响食物特殊动力作用,使能量消耗增加。

2.改善身体成分和身体形态

肥胖症患者的脂肪含量很高,有些极重度肥胖症患者的体脂率超过 50%,也就是说他身体成分的一半以上都是脂肪。坚持有氧运动可以使肥胖症患者体重、体脂百分比和身体围度有不同程度的降低。特别是长时间中小强度的有氧运动,由于其脂肪供能比例高,可较好地消耗体内脂肪。

脂肪组织的减少通常最先发生于脂肪组织沉积最多的部位,如运动减肥最先提高腹部脂肪的动用速率,而臀部和腿部脂肪的动用速率相对滞后。体脂和硬腹围的减少可增加身体形态的美感。值得一提的是,平时很少参加运动的肥胖症患者经过一段时间的运动干预后往往肌肉重量增加,抵消了部分体脂消耗的重量,因此,体重变化不明显,但实际上其体脂含量是显著减少的,减肥是有效果的。

3.降低血脂水平

正常人血脂只占人体脂类很少的一部分,但其变化能表现体内脂肪含量的多少和肌体动用脂肪库的情况,很大程度上可反映肌体脂类代谢的状况。调查指出,缺乏运动是血脂异常的主要危险因素。长期的适宜运动可以改善脂蛋白代谢。经过一段时间的有氧运动可使肥胖症患者血清中总胆固醇(TC)、甘油三酯(TG)、低密度脂蛋白胆固醇(LDL-C)浓度降低、高密度脂蛋白胆固醇(HDL-C)和 ApoA/ApoB 升高。对减轻脂肪肝的程度和降低动脉粥样硬化的发生率具有重要作用。

4.改善胰岛素抵抗,降低血糖水平

在肥胖初始阶段,空腹血糖(禁食 8 小时以上血液中的葡萄糖含量)可能不高,但体内胰岛素的水平显著增加,增加的胰岛素可使血糖的水平维持在相对正常的范围内,但实际上此时的胰岛素受体相对不足,胰岛素敏感性降低,出现了胰岛素抵抗(IR)。随着肥胖程度的加重和时间延长,即使胰岛素升高,血糖也很难维持正常水平,即发生 II 型糖尿病。一般认为,长期进行中小强度运动可以使胰岛素受体功能增强,胰岛素敏感性升高,加快游离脂肪酸的利用。同时,运动可以增加糖的消耗,降低血糖,减轻血糖升高时胰岛分泌胰岛素的负担。所以,运动减肥可以改善胰岛素的敏感性,降低胰岛素抵抗,降低血糖水平,也就是降低发生糖尿病的危险性及其严重程度。运动改善胰岛素抵抗,降低血糖的作用十分复杂,除了通过对胰岛素受体、受体后水平的影响,还可能通过一些脂肪细胞因子的变化,如改善瘦素抵抗,提高肌体对瘦素的敏感性,以及改变血流动力学的变化来实现。

5.改善心脏结构和功能,提高心血管机能

进行一段时间的健身运动干预后,肥胖症患者心脏结构指标随体重、体脂的减少而产生良好的变化。左室后壁厚度明显变薄,左室舒张末内径增大,左室重量下降,这些现象都表示左室肥大程度减轻,减轻程度可能与运动干预的强度、持续时间、肥胖程度以及有无其他干预措施有关。而长期中等强度的有氧运动可以降低中年肥胖症患者心外膜的脂肪厚度,其下降速率与内脏脂肪的下降程度相关,表明有氧运动是降低心外膜脂肪厚度的有效手段。

在对肥胖青少年进行中小强度运动减肥的研究中发现,安静心率和完成定量负荷运动的即刻心率和恢复期心率都明显降低,安静状态动脉血压下降,表明运动减肥能有效改善肥胖症青少年的心血管机能。健身运动可改善心脏收缩功能,主要体现在左心室舒张末径、左心室射血分数和心肌收缩力的改善。健身运动,特别是有氧运动还可改善心脏舒张功能。

6.调节食欲和摄食量

很多人认为运动越多吃得就越多,事实并非如此。一般来讲,一次急性运动对食欲及摄食量没有明显的影响,而长期有规律的运动对体型正常或者消瘦人群有增加食欲和摄食量的作用,而对体型超重或肥胖症患者没有影响。此外,运动量过大或过度训练时会使食欲下降,食量减少。适量的运动对体型正常或者消瘦人群的食欲和摄食量有增长作用,可能与其降低瘦素(瘦素与食欲控制和能量摄入有关)水平有关,瘦素水平降低反映肌体能量不足,从而引起食欲上升。

据英国《观察家报》报道,人们在参与不同运动项目后的饥饿程度和需要摄入的食物类型存在区别。例如,人们慢跑后通常没有饥饿感,只想吃水果等水分多但不易填饱肚子的食物。相反,人们游泳后通常感到饥饿,想吃脂肪含量较高的食物,举重后则需要含糖类或蛋白质较多的食物。这说明慢跑可能是最好的减肥运动项目。

（二）减肥塑身群体健身锻炼的方法

1.减肥塑身运动的形式、内容和方式

用于降低体重的运动应以中等强度为主。如果体质较差，可以适当降低强度。具体来说，可进行时期较长、时间较长、带有动力性、全身性的有氧运动，辅之以力量训练和柔韧训练（运动形式）；大肌肉群参与，如走、跑、游泳、骑车、有氧舞蹈和健身操等（内容）。从实际效果来看，走和跑简便易行，且效果也不错，但由于走和跑较为枯燥，减肥塑身者很难长时间坚持下来。坐位或卧位骑车（采用功量计），下肢与地面不接触，膝关节负担轻，且能够对运动量进行调节；虽然在室内进行，但需要准备必需的设备，也有人因为久坐或久卧后感到身体某些部位的不舒服，而且较为枯燥，很难引起肥胖者的兴趣；有氧舞蹈及健身操是一种良好的运动，既是全身性活动，又可提高健身者的兴趣，易于坚持，但可能需要经费投入（方式）。

对于体质较好的减肥塑身者来说，还可以选择跳绳运动，每天在进行其他运动后增加跳绳练习 10 分钟，其效果相当于 500 米健身跑的功效。游泳对减肥也有效果，每周 3～4 次，每次不少于 20 分钟；还有各种球类、游戏和气功等，也可能达到减肥的目的。

力量练习也是现代减肥运动处方中常常被提及的，这是因为肌肉训练对于减肥塑身起到很好的效果，可以修塑健美，也可以增加和保持瘦体重。有研究报告表明，即使是温和的节食减肥也会减少瘦体重的 25％。此外，肌肉训练还可以增加肌肉含量，可以提高人安静状态下的代谢率。

2.减肥塑身运动的时间和频率

减肥塑身运动应每次持续运动 30～60 分钟（每次活动能量消耗为 300 千卡左右），每周至少运动 3 次。也可在每天的早晨

与傍晚各锻炼一次。需要注意的是,减肥塑身运动并不是一蹴而就的,需要长期坚持,每天坚持保持一定的运动,最终会收到最佳效果。我们建议减肥者每次持续运动的时间尽量不低于 40 分钟,这主要是因为运动中的脂肪代谢的被调动时间较慢,有些甚至只有当运动时间达到 2～4 小时后才会出现消耗脂肪,依靠脂肪供能的情况。美国运动医学为此做了详细研究,结果显示,有氧运动前 15 分钟,由肌糖原供能为主,脂肪供能在运动 15～20 分钟后才开始,运动 20 分钟内基本不减少脂肪。运动 30～60 分钟时,脂肪和糖原共同向肌体供给能量,这时身体所需能量的40％～70％由脂肪供给。运动 60～90 分钟时,脂肪提供肌体消耗的大部分能量,高达 90％以上。因此,减肥者每次运动时间要至少持续 40 分钟。不过,由于又要考虑到运动耗费的时间和有利于身体负荷的因素,运动时间也尽量不超过 120 分钟。

对于时间选择,减肥运动的最佳锻炼时间最好选择以下三个时段。

(1)每天下午 4 点至晚上 9 点,即 16～21 时运动为宜,19～20 时最佳。因为晚餐后即 19～20 时锻炼,可以消耗晚饭摄取的能量,防止吃饱后睡觉时能量的堆积,同时消耗掉一天多余的热量。

(2)晚餐前 2 小时,即每天的 16～18 时锻炼最佳。有人通过人体实验比较了每天的 16～18 时与 19～20 时这两个时间段的减肥效果,得出在晚饭前后进行跑步都能获得减肥效果,但与晚饭后跑步相比,在晚饭前跑步会获得更好的减肥效果。其主要的作用机制有以下几个方面。

第一,在晚饭之前进行运动,能够对脂肪进行动员,促使其供能,从而降低了运动对含糖类食物、脂类食物的食欲,这就会相应地减少能量物质的摄入。

第二,在晚饭之前进行跑步,通过增加运动负荷,既可以促使身体机能能力提高,也可以对睡眠进行改善,促进脂肪的代谢。

第三,由于延后了晚饭进食的时间,将饥饿期相应地延迟到了睡眠期内,这样,既能够避免饥饿感带来的痛苦,也能够对体内的脂肪进行动员,促使其供能。

(3)晨练对于减肥塑身来说也是绝佳的时间段。这主要是因为当人经过一夜的睡眠后,体内的能量几乎消耗殆尽,而在尚未进食早餐前进行体育锻炼可以加速脂肪被调动供能的速度,数据表明早餐前晨练的消耗热量来源约 2/3 来自脂肪。不过也正是由于早餐前体内能量不足,所以,应该注意晨练的锻炼强度,否则,容易引发一些运动性疾病。

具体来说,在晨练前应先喝一杯温开水,吃少量高能食品(如巧克力)。切忌空腹晨练,因为人体在前一天吸收的营养物质在经过一整晚的消化吸收后,肌体处于低代谢状态,如果在次日进行锻炼之前,肌体不补充食物,心脑血管疾病就很容易产生。所以,在早晨锻炼身体之前,尽量不要空腹运动。特别是一些肥胖的老人得了慢性病后更不适宜空腹健身。当然,饱腹运动也不科学,吃得过饱后锻炼,会使肌体各部位得不到充足的供血,影响肌体功能的正常发挥。一般早晨锻炼不可起得太早,早餐时间也不宜晚于 8:30。

总之,晚饭或早饭前跑步可使减肥进入良性循环状态,既可以增加运动量,又减少了能量物质的摄入,所以,减肥效果更好。

3.减肥塑身运动的强度及监控

运动强度是健身方法掌控中最重要的因素之一。一般用运动中的心率反映运动的强度,准确测量 10 秒钟的脉搏乘以 6 即代表运动中的每分钟心率。在有氧运动中,减肥运动的强度应为最大吸氧量(VO_{2max})的 $50\%\sim70\%$ 或最大靶心率的 $60\%\sim70\%$(青少年人可达 75%)。在此负荷强度范围内运动,脂肪氧化的绝对速率处于理想状态,即此时脂肪燃烧最快。

对于非运动专项的人们参与体育运动来说,一定要正视运动负荷的意义。运动的负荷一定要依据本人的实际能力而定,而并非追求每次运动都要达到力竭的程度。并非大强度的运动才是好的、足够的运动,相关实验证明,能强身健体的合理运动负荷是本人最大运动心率值的 65%～85%(减肥者为最大心率的 60%～70%)。研究认为,心率稍低对肌体影响较小;心率过高则易产生疲劳与运动伤病。因此,最佳心率范围也可参照如下指标。

男 21～30 岁(女 18～25 岁):150～160 次/分钟。

男 31～40 岁(女 26～35 岁):140～150 次/分钟。

男 41～50 岁(女 36～45 岁):130～140 次/分钟。

男 51～60 岁(女 46～55 岁):120～130 次/分钟。

男 61 岁以上(女 55 以上):100～120 次/分钟。

研究证明,持续运动 30～60 分钟,用最大靶心率的 50%的负荷强度锻炼,每分钟可燃烧 7 千卡热量,且 90%的热量来自脂肪;而用最大靶心率的 75%的负荷强度锻炼,每分钟可燃烧 14 千卡热量,约 60%的热量来自脂肪。通过这一数据可以知道,强度较低但运动时间较长的运动方式更有利于凸显减肥效果。

(三)减肥塑身群体健身锻炼的注意事项

1.循序渐进,不要急于求成

减肥塑身运动是一项长期的活动,不能急于求成。如果选择较高强度的运动方法,一定要权衡个体健康状况和运动能力,科学制定运动强度、运动项目和持续时间,循序渐进、持之以恒。坚持一段时间后体重变化如果仍不明显,这可能是正常的,因为运动不仅消耗体脂,还能增加肌肉体积,抵消了所耗体脂的重量。所以,要保持良好的心态。坚持一段时间后,减重的效果就会逐渐明显起来。

2.坚持适量、规律和长期运动,以有氧运动为主

适量运动是指超重者的运动强度和运动量都需要加以控制。规律运动是指运动的持续时间和频率需循序渐进,并保持运动习惯。长期运动则是指超重者需要有计划、有目的地实施预防肥胖

症的运动计划,制定切实可行且符合超重者个人情况的运动处方,长期坚持。实践证明,中小强度的有氧运动最能为超重人群接受并坚持,也最利于消耗体内脂肪,进而预防肥胖症。

3.体力劳动不能代替健身运动

体力劳动和健身运动都属于体力活动的范畴。但健身运动多是全身性的运动,而体力劳动往往是单一局限于某些器官进行的机械动作。长时间地重复动作很容易产生疲劳,造成局部组织的损伤。而经常性地参加多种类的健身运动,不仅能量消耗远远高于体力劳动,还可有效避免局部组织器官的疲劳和损伤,对预防和治疗因工作和体力劳动引起的疾病具有积极意义。

此外,在运动前应接受必要的体格检查和血液检查。强化长期运动的必要性,增强坚持运动的信心。为避免运动的单调,可将不同运动方法有机结合。要定期检测体重、安静心率和血液,在运动中学会自我监控,及时注意观察自身对运动负荷的反应,如发现胸闷、心悸、头晕或感觉疲劳时,应立刻停止运动,严重者应及时去医院就诊。

第二节　强身健体群体改善体质的运动锻炼指导

一、健身锻炼的好处

健身锻炼一般分为有氧健身锻炼和无氧健身锻炼两种,具体益处介绍如下。

(一)有氧健身锻炼的好处

有氧健身锻炼对人体的作用主要体现在如下几个方面。

(1)增强肌肉耐力(红肌纤维为主)与体力。

(2)改善脂肪代谢,燃烧多余脂肪,有效防止过多的脂肪在体内过多地储存;预防动脉粥样硬化。

（3）改善心血管系统、呼吸系统功能,提高人体的最大摄氧能力。具体表现为:降低心率;增强心肌力量;促进开放血管数量的增加,并使血管口径增大,从而促进血流量增加,并使氧气能够顺利到达每个组织;促进最大耗氧量的增加;促进整个身体功能的增强,使抗病力提高。

（4）减肥塑身。采用 60%～75% 最大心率（或 50%～70% 最大摄氧量时,脂肪氧化的绝对速率处于理想状态,也就是说这时脂肪燃烧最快）持续时间超过 40 分钟,就可使脂肪代谢的速度增加。当持续时间达 120 分钟以上时,脂肪供能成为主要方式,可达 50%～70% 之多。此时,脂肪细胞释放出大量游离脂肪酸,脂肪细胞的体积随之变小。同时,体内多余的血糖也被消耗殆尽而不再转化为脂肪。

（5）预防和治疗糖尿病（同力量训练）。经常运动的青少年发生糖尿病的危险小于 20%。

（6）增加胰岛素的敏感性,改善内分泌系统的调节机能。

（7）提高骨密度,保持或增加瘦体重（LBM）。

（8）预防和治疗高血压。有氧运动能使肌肉和血管的张力改善,使软弱无力的肌肉和血管变得坚韧,可以消除紧张、消极情绪,缓解紧张状态,同时,减少脂肪沉积,延缓血管硬化,从而有效地降低血压。

美国哥伦比亚大学神经学家斯莫尔在经过近 10 年动物研究的基础上,第一次把这个原理运用到人身上:连续锻炼 3 个月之后,所有参加实验的人都有了新的神经细胞。美国伊利诺伊州立大学神经学家查尔斯·希尔曼认为,肌肉与大脑之间存在着某种关系。

（二）无氧健身锻炼的好处

无氧健身锻炼对人体的作用主要体现在以下几个方面。

（1）美化体形、体态（发达肌肉,改变体形）。

（2）消耗更多热量，防止肥胖，改善脂肪代谢。

（3）延缓衰老。有研究证明，长期力量训练者比实际生理年龄年轻5~7岁。此外，不经常参加锻炼的人在20~25岁达到最大肌肉力量，以后每10年将会损失10％左右的肌肉重量和肌肉力量。60岁后，力量损失加速。经常参加锻炼的人可以把最佳状态保持到60岁以上。

（4）改善肌体的代谢机能，提高心血管系统的功能，并对糖尿病进行预防和治疗。进行力量训练能够促使肌肉重量增加，加强肌体对胰岛素的敏感性，更好地摄取血液中的血糖并加以利用，使血糖降低，从而更好地对Ⅱ型糖尿病进行治疗和预防。

（5）增加骨密度，减少骨质疏松，关节病以及其他相关疾病。在安静状态，每天人体每千克肌肉会消耗掉75~110千卡的热量。在进行力量训练时，肌肉的增加也伴随着能量的消耗，每增加1千克肌肉，就相当于一年内燃烧掉3~5千克脂肪的热量。经常从事力量训练可以使血液中胆固醇含量降低，减少低密度的脂蛋白，增加高密度的脂蛋白，这对心血管功能上的发挥是有利的。

（6）锻炼速度、力量及爆发力；培养神经、肌肉的"强度"。

（7）降低患癌风险。瑞典一项调查经过20多年跟踪8677名男性志愿者生活方式的调查，并对每名参与研究的志愿者定期体检和做肌肉力量测试。结果显示，定期做举重等锻炼且肌肉发达的男子比其他人患癌症过世的概率低30％~40％。

（8）减少运动器官的损伤和疼痛。肌肉出现劳损与酸痛大都是因为肌肉力量不足和退化引起的，身体形态也会因为力量不足而发生变化。力量训练可以使身体重要部位（颈部、腰部等）的肌肉力量增加，从而使肌肉工作时间得到延续。

二、强身健体群体改善体质锻炼的具体方法

(一)臂部肌群的健身锻炼动作与方法

健壮的胳膊被视为力量的象征,是完成人的基本活动的重要器官。

1.臂部锻炼的重点肌群及练习动作

健美臂部应重点锻炼肱三头肌、肱二头肌和肱肌。主要练习动作有站姿反握弯举、坐姿托肘固定弯举、俯身弯举、斜板单臂弯举、单臂坐弯举、斜卧弯举、反握引体向上、颈后臂屈伸、仰卧臂屈伸、俯立臂屈伸、站姿双臂胸前屈肘下压、仰卧撑、直臂后上拉举、腕屈伸、站姿双手卷棒、重锤握力器交替握等。

2.臂部肌群锻炼方法建议

胳膊肌肉的锻炼重点应集中在上臂,以练肱二头肌和肱三头肌为主。其他的肌肉如前臂的屈肌和伸肌,只要适当安排 2~3 个动作就足以能与上臂肌肉协调发展。这是因为在练上臂的同时,前臂也加入了运动,从而得到了锻炼。锻炼胳膊时应充分注意以下两个方面。

(1)两手交替练习和依次练习的项目,其负荷应完全相同,既要练屈肌又要练伸肌,只有这样,才能使臂肌发达对称。

(2)一般来说,女青少年的锻炼往往以增强臂力、提高肌肉的弹性和减缩多余的脂肪为目的。在锻炼中,练习重量常以中小重量为主,练习次数可多些。而男青少年的锻炼多数是以发达臂部肌肉、增强臂力为主要目的。练习重量应以大重量为主,练习次数可少些。在进行系统的锻炼时,各阶段训练课的内容安排可参照如下方法。

第一个月的锻炼课安排。主要的肌肉或肌群,如肱二头肌、肱三头肌、前臂肌群等,各选择一个动作,每个动作练 2 组。

第二、第三个月的锻炼课安排。应根据上述各肌肉或肌群另选择动作,每个动作练 3 组。

第三个月至第六个月的锻炼课安排。每块肌肉或肌群可选择两个不同方位或不同器械的动作,每个动作练 2～3 组。

半年以后的锻炼课安排。应根据臂部肌肉的增长情况,每块肌肉或肌群选择 2～3 个不同的动作,每个动作练 3～4 组,最多不超过 5 组。

锻炼一年左右,一般臂围会明显增粗。但一年后,臂围的增长幅度可能要稍慢些,为进一步增强训练效果,一年后的锻炼应根据实际情况,合理选择有效动作进行练习,并应适当地增加运动量。

(二)背部肌群的健身锻炼动作与方法

背部肌肉宽阔、发达,不但使上肢强劲有力,给人以健壮、雄浑之感,而且能使躯干呈"V"字形,构成挺拔的体态,给人以美好的背影,也是现代男性健与美的综合反映。而女性背直腰硬,则是保持挺拔丰满胸脯的有力支柱。下面具体介绍背部肌群的健身锻炼动作与方法。

1.背部重点锻炼肌群与常见练习

要想使躯干上部肌肉发达,重点是要加强对胸大肌和背阔肌的锻炼。值得注意的是,在健美训练中有的人只注重锻炼胸大肌,认为锻炼胸肌同时会影响到背肌,这种观点是片面的。虽然锻炼胸肌会使背阔肌得到锻炼,但背阔肌面积大,要使背阔肌与胸大肌同步发展,或者说要想使背阔肌发展得快,必须做大量的专门练习,否则,只注意发达胸肌,不做背阔肌专门练习,可能会导致胸廓畸形发展。例如,俯卧撑对健美胸部和肩部有很好的效果;对"后缩肩"和"鸡胸"体型有矫正作用,即可使肩前伸;但对于

"驼背""含胸""翼状肩"缺陷者则不宜练习,因为做俯卧撑反而增大了缺陷效果。所以,发达胸大肌与背阔肌要交替进行,不可偏废。当然,在全面锻炼的基础上,各阶段可以有所侧重。锻炼背部的主要练习动作有坐姿重锤颈后下拉、单杠引体向上至颈后、俯立划船、俯卧提拉、屈体硬拉、坐姿双手划船、坐姿对握腹前平拉等。

2.背部肌群锻炼方法建议

(1)男青少年背部肌群锻炼方法建议

古人把"虎背熊腰"作为男性健美的标准,而现代男性则把"V"字形挺拔体姿作为衡量健美的尺度。人体的躯干是人体活动的支柱,人到中年、晚年后,如果缺乏体育健身锻炼,背部肌群的萎缩或脊柱的老化就会提前,导致躯干变成"含胸前屈"体姿。如能经常进行锻炼,背部肌群就能保持良好的体态。一般男青少年的背部锻炼,应从背阔肌的训练着手,先使其宽厚和形成良好的体形,一年后,再根据个人背部肌肉发展的特点,合理地安排重点锻炼部位。在锻炼课中,一般在一至三个月内,每次课可选两个动作,做2~3组;三个月至一年内,每次课可选2~3个动作,做5~8组。不论男女,发达肌肉的最佳次数都是每组8~12次;如果着重减缩脂肪者,次数可多些;如果着重发展力量者,次数应少于8次。

(2)女青少年背部肌群锻炼方法建议

背直腰硬的躯干是女性保持挺拔丰满胸脯的有力支柱。加强背部肌群的锻炼,对纠正脊柱前屈和侧屈等有较好的整形效果,同时,能有效地减缩背部和腰部的多余脂肪。一般各阶段的锻炼安排如下。

在初级阶段主要应以掌握正确的锻炼背部的动作要领和改变背部的形状为主,其中,第一个月主要掌握背部练习的动作要领。

第二、第三个月改变背部的肌肉形状,使之形成良好的形体。

第三个月至一年的锻炼主要是进一步改变背部的肌肉群和形状，巩固训练后所获得的形体，使肌肉坚实而富于弹性，胸部更为丰满挺拔，以体现出女性的"曲线美"。

一年以后的锻炼主要应以加强背部重点肌肉群的锻炼为主。另外，在各阶段的锻炼中，要注意背部各肌群的平均发展。

（三）腰腹部肌群的健身锻炼动作与方法

人体躯干挺拔、利索，不仅是健与美的体现，而且具有重要的生理功能与运动功能。腰部是连接人体上、下两部分的枢纽，是人体做前后屈、体侧屈及旋转等各方面运动的一架万能轴承，承担着各种生活技能和运动技能的繁重工作。并且在人体的腰腹部位又集中着人体消化、排泄、生殖等重要器官，可谓是人体内脏的一个大储藏箱。

腰部是人体躯体的第二个生理弯曲，更是女性线条美中最富有变化的部位。如果腰腹部脂肪堆积，大腹便便，不仅体形不美，而且使人行动不便，动作迟缓，给人以笨拙之感，甚至引起内脏器官功能紊乱，体虚乏力，心血管系统负担加重，体质下降，还有可能出现其他疾病。增强腰腹肌群的锻炼，不仅可以增强消化和排泄系统的功能，而且对消化不良，胃溃疡、胃炎、胃下垂和便秘等症也有一定疗效。尤其对减缩腰腹部脂肪来说，更是一种很好的体育健身疗法。下面具体介绍腰腹部肌群的健身锻炼动作与方法。

1.腰腹部重点锻炼肌群与常见练习

要想使躯干强壮，就要促进竖脊肌和腰背伸肌，以及股后肌群力量的发展。要想使腹部曲线优美，肌肉结实而有力，就必须加强上腹部（腹直肌上部）、下腹部（腹直肌下部及髂腰肌）和腹部两侧（腹内外斜肌）肌群的锻炼。主要练习动作有俯卧两头起、俯卧挺身、直腿硬拉、俯身展体、负重体侧屈、侧卧弯起、负重转体、俯卧转体挺身、锻炼腹部肌群的常见练习、仰卧起坐、仰卧举腿、仰卧两头起、悬垂收腹举腿、仰卧双腿绕环等。

2.腰腹部肌群锻炼方法建议

在男青少年健美体形匀称发展的要求中,腹部肌肉线条的轮廓是体形美的主要判断部位。所以,腰腹部的锻炼,除了减缩多余的脂肪之外,主要是发达腹直肌和腹外侧肌。

女青少年腹部的锻炼应据不同的训练要求,具体可采用以下不同的训练方法。

(1)对较瘦者,采取加强重点部位锻炼的方法,以达到丰满体形、增强内脏器官机能的目的。对外形原就比较匀称者,则以加强力量和肌肉弹性的练习为主,使其能达到增强体质,保持其健美体形的目的。

(2)对重点减肥者,应包括腰周围的上腹、下腹、腹侧、腰背甚至胸部、臀部和大腿上部等部位的锻炼,每周安排5～6天训练,每次训练课至少60分钟以上,并以有氧运动为主。各部位的训练组数和次数也应相应增加。有条件的人每天还可练习两次。

(3)腰腹肌的健美锻炼应与发达其他部位的肌肉锻炼严格区别开来。特别要注意:每次课应选择2～4个动作;练习的组数约为3～5组;每组的次数不得少于20次;间歇时间最多不超过30秒钟;每周至少安排2～5天。动作频率稍快;初练时动作难度要求不必过高,从徒手到持器械,有一定基础后不断增加训练难度和增加器械的重量。从运动生理学的能量供应与热量的消耗来说,腰腹肌的锻炼应安排在每次训练课的最后,这是使腰腹健美的关键。

(四)胸部肌群的健身锻炼动作与方法

人们在追求健美的体形时,往往把挺拔、丰满、结实的胸脯看作"人体美"的主要标志。对男性来说,它象征着力量和开阔的胸襟。对女性来说,它更是女性性特征最重要的部位和人体形体美审视的触目点。练就宽厚的胸部肌肉，不仅可使体形变得健壮优美，而且有助于矫正低头含胸的缺陷，还可增强心肺功能，使人充满青春活力。下面就具体介绍胸部肌群的健身锻炼动作与方法。

1.胸部的重点锻炼肌群与常见练习

健美的胸部主要有赖于发达的胸大肌。主要练习动作包括平卧推举、斜卧推举、仰卧飞鸟、俯卧撑、双杠臂屈伸、仰卧屈臂上拉、仰卧直臂上拉、坐姿屈臂扩夹胸等。

2.胸部肌群锻炼方法建议

（1）各阶段胸部肌群锻炼的内容安排

初练至三个月的锻炼期。除掌握基本的动作要领外，主要应以发展胸部形状为主。可隔天练习，每周练三次，每次课选1～2个动作。此外，在练胸肌时最好同背阔肌及大腿肌群的锻炼结合起来，以取得更好的效果。

三个月以后至一年的锻炼期。第一阶段是三个月至六个月，第二个阶段是六个月至一年。一般在这个时期的训练中，主要以扩大胸腔、改变基本体形为主，促使胸肌发达，每次课练2～3组。

一年以后的锻炼期。根据胸肌的发展情况，合理地选择发展不同部位的3～5个动作为一个组合。由于运动量逐渐增大，还要与身体其他部位的锻炼结合起来，每次课可选3～10个动作为一个组合，综合组数为3～4组。

（2）男、女青少年的锻炼方法

在胸部肌群锻炼过程中，男、女青少年的锻炼方法有区别。具体来说，男子的胸部外形，根据部位可分为"外侧翼""下缘沟""上胸部"等，如改变"排骨"体形的锻炼，主要从发达胸大肌，扩大胸腔，增强呼吸系统功能着手，然后，结合肩、背、臂和腿部等肌肉群进行锻炼。前三个月的锻炼，主要以发展胸部的形状为主，即先发达"外侧翼""下缘沟"的肌群，然后，由"外侧翼"逐渐向"中间沟""下缘沟""上胸部"发展,把三角肌前束肌群联系起来,以形成宽厚结实的胸脯。

女子的胸部主要是由"乳腺"外覆盖脂肪形成的。一般来说,胸部的大小与遗传和先天因素有关。女子在青春期(16～18岁)是胸部发育的顶峰,20岁以后脂肪逐渐增多,如果女性荷尔蒙分泌较多,胸部往往过于肥大。有些胸部过小的人,为使其变得丰满,采用按摩推拿的方法,收效甚微;也有的服用荷尔蒙或食用高脂肪,扰乱了内分泌系统,引起严重恶果。如果经常采用徒手或器械的健美锻炼,可以防止脂肪增多和乳腺萎缩,使胸部丰满而富有弹性。在锻炼时一般应以采用轻器械的练习为主。

开始进行胸部锻炼时,应先以扩大胸腔、增强呼吸功能着手,同时,发达胸大肌的两侧翼和周围肌群,一般锻炼三个月以后,胸大肌用力收缩时,会有结实饱满的肌肉感,乳腺的弹性也会有所改善,但女青少年在进行胸部锻炼时还是应该注意以下几个方面。

第一,一般每周锻炼以3次为宜,即隔一天练一次。

第二,锻炼前要求选择两套或三套形体健美操为准备活动项目,至少活动15分钟。

第三,每课可选择2～3个动作,每组所采用的重量以能举起8～12次为宜,如能超过12次,说明要适当加重,举不起8次,则应减轻重量。每课的次数与组数应随训练水平的提高作适当的增加。

第四,如果重点要求是减缩多余脂肪或以增强肌肉弹性为主,每组锻炼的次数至少要有15次,最多不超过20次;如果重点要求是扩大胸腔或增强胸大肌或使胸部永远保持"挺拔丰满",可以按照常规要求练习。

第五,对胸部平塌、乳房较小的女青年来说,应加强胸部锻炼,发达胸大肌,增强肺活量,扩大胸腔,这对乳房发育也能起到一定作用。在家里利用杠铃、哑铃等进行锻炼就能收到非常好的效果。

第六，有些乳房发育过大或胸部脂肪过多的人，要使胸部健美，首先，应控制饮食，日常注意摄取"低热能"和"低脂肪"的食物；其次，要减缩脂肪，积极参加各种体育健身活动，如游泳、跑步、竞走、打球、骑自行车等；最后，要配合做一些侧重锻炼胸部的健美操，如此才能获得良好的效果。

（五）颈部肌群的健身锻炼动作与方法

颈部的强壮与否直接关系到青少年雄健、英武和健美的形象。颈部保持良好的姿态和曲线才会增添人的风度和气质美。如果颈部脂肪堆积，则显得臃肿。

1. 颈部锻炼的重点肌群与练习动作

要想使颈部变得强健漂亮，就必须锻炼胸锁乳头肌、斜方肌、颈阔肌及夹肌、头长肌、颈长肌等与颈部健美有关的肌肉。主要练习动作有站姿颈屈伸、侧向颈屈伸、仰卧颈屈伸、俯卧颈屈伸、俯立颈屈伸等。

2. 颈部肌群锻炼方法建议

锻炼的初级阶段，一般只进行徒手颈绕环和左右转颈等练习，也可不安排专门的颈部练习，6个月后每次课选择1～2个动作，每个动作练习2～4组，每组10～12次。在没有专门器械的情况下，可以徒手（或毛巾）的自抗力练习为主；半年至1年后，可加重量练习，如负重颈屈伸等，以使颈部肌群与全身肌群平衡发展。

（六）肩部肌群的健身锻炼动作与方法

决定肩膀宽度和健美与否的条件有两个：一是锁骨和肩胛骨的长短与大小；二是锁骨末端附着的三角肌的丰满程度。肩窄的根本原因是锁骨和肩胛骨周围附着的肌肉群不发达而无力，使得锁骨和肩胛骨远端下垂。还有一个关键的原因就是两个横面的肌肉发展不平衡,前紧后松继而形成扣肩凹胸。锁骨和肩胛骨的长短大小,除先天的遗传因素外,与后天缺乏锻炼、不注意保持正确姿态也有重要关系。

1. 肩部锻炼的重点肌群与练习动作

男青少年要想展示肩的宽度和力度,体现"倒三角形"体型;女青少年要想体现肩的圆滑感,展现柔美的曲线,并弥补"塌肩""窄肩""瘦肩"和"锁骨窝太显"等先天的不足,主要的办法就是加强肩部肌群尤其是三角肌的锻炼。主要练习动作有站姿提肘上拉、站姿侧平举、站姿前平举、躬身侧平举、俯立飞鸟、颈后推举、颈前推举、坐姿推举哑铃、平举下拉橡皮带、侧上拉橡皮带、站立耸肩、俯立耸肩等。

2. 肩部肌群锻炼方法建议

青少年在初练时按不同的锻炼部位,每次课可安排一个动作,每个动作可做 2～3 组;半年至一年的锻炼课,每次可选择两个动作为组合,每个动作做 2～4 组;一年以后应根据实际情况,选择三个动作为一组合,每周练两次,每次课的每个综合组约为 8～10 组。

一般的肩部锻炼方法是男、女大致相同,只是由于锻炼的要求和目的不同,在试举的重量和运动量的选择上有所区别。对想要减肥的女青少年而言,其试举的重量要轻些,次数可多些,每组一般 14 次以上;对那些为了发达肌肉的男青少年而言,其试举的重量应大些,次数可少些,每组一般 8～12 次。

在锻炼中,还必须根据肩部的生理特点,把每个动作按不同的部位(如肩的前、中、后部)合理地安排在训练课中,以使"肩膀"周围的肌群都能得到锻炼。

第三节 患病群体改善体质的运动锻炼指导

一、高血压群体的运动锻炼指导

(一)运动对高血压的影响

1.有氧运动降低收缩压和舒张压

规律有序的运动可以有效地降低血压,减少药物使用量及靶器官损害,提高机体活动能力和生活质量,是高血压病治疗的必要组成部分。美国国家高血压诊断、评估和治疗联合委员会及美国运动医学会都提倡把定期的有氧运动作为预防高血压发生的有效措施,运动可以作为治疗高血压的主导性或者辅助性的有效措施。有氧运动可以降低血压,坚持长期规律性的有氧运动不仅有助于减轻和控制体重,调整糖脂代谢,改善心肺功能,还能降低血压,减少心脑血管疾病的发病危险。高血压患者在 30~45 分钟中等强度的有氧运动后的 1~3 小时内,收缩压会降低 10~20mmHg。此外,耐力训练也可使高血压患者的舒张压有一定程度的减低,平均降低 10mmHg 左右。

2.有氧运动降低血压的机制

运动训练降低血压的机制目前还不十分清楚,但内皮功能的改善可能是其主要机制之一。血管内皮细胞可分泌一些调控血管收缩和舒张的细胞因子,如内皮素和一氧化氮等。内皮素是迄今为止发现的体内最强的缩血管活性物质。急性运动是导致血浆内皮素浓度升高的因素之一,升高程度依赖于运动强度。一氧化氮是一个强效的血管舒张因子。内皮功能异常参与了原发性高血压和动脉粥样硬化的发生和发展,并与靶器官的受损程度相关。血压升高时血浆中的内皮素水平升高，而一氧化氮水平降低。原发性高血压患者经过 7 周的中小强度的运动后，血压下降，血浆内皮素水平下降，一氧化氮水平升高，且呈平行关系，表明中小强度的有氧运动对原发性高血压患者的降压作用是通过影响内皮细胞功能、改变一氧化氮与内皮素的比例实现的。

（二）高血压群体健身运动的强度

研究认为，$40\% \sim 80\% \mathrm{VO_2 max}$ 的强度对降压都有效，而 $50\% \mathrm{VO_2 max}$ 的强度较 $75\% \mathrm{VO_2 max}$ 的强度降压效果更加明显。因为血浆中乳酸堆积达阈值时的运动水平大致相当于 $50\% \mathrm{VO_2 max}$，所以，运动强度以轻、中度为宜。

（三）高血压群体健身运动的项目

1. 太极拳

太极拳动作柔和，姿势自然，肌肉放松，能够反射性地引起血管舒张，降低血压。可打杨氏太极拳（13 个动作），每周 4～5 次，每次 30～40 分钟，3 个月后，患有原发性高血压的患者血压可显著降低。

2. 步行

经常步行有利于小血管扩张，使血管阻力降低，血压下降，减轻心脏负担。原发性高血压患者每周至少步行 5 次，每次步行 35～45 分钟，步幅控制在每分钟 100～120 步，坚持步行 3 个月后，血压明显比对照组的高血压患者低，且高血脂、高血黏度、高血糖和头痛、头晕、耳鸣等症状也比对照组明显改善。高血压患者的步行一般以 80～120 步/分钟、每次步行 3000～5000 米为宜。若自觉费力程度较轻或自我感觉较好，还可以慢跑，最好步行、慢跑交替进行。走、跑的速度可根据心率来掌握。

3.瑜伽

瑜伽是印度的一种传统健身法。瑜伽强调呼吸规则和静坐，以解除精神紧张，修身养性。古老的瑜伽健身法有助于治疗高血压和心血管疾病。美国亚特兰大和印度新德里的两个科研课题组在最新一期德国专业杂志《医学实践》中报告了自己的研究成果。美国科学家们将 84 位高血压患者分成两个组，坚持参加瑜伽健身的一组患者的血压较对照组有明显下降，13 周后他们的脾气不再像以前那样暴躁。新德里课题组对 42 位心血管疾病患者进行了长达 1 年的分组观察，发现每天参加 90 分钟瑜伽健身的患者很少再有胸闷气短的现象；与不参加瑜伽的患者相比，参加者的体重有所减轻，血液中的胆固醇含量明显降低，动脉硬化大为减轻。

(四)高血压群体健身运动的时间

每次运动的时间一般以 30～60 分钟为宜。每周 3 次以上即可产生降压效应。研究发现，每周 5～7 次运动锻炼比每周 3 次运动降压效果更明显，但应避免过久的耐力运动。

高血压患者注意饭后 1 小时内不要运动，饮酒后不要运动，洗澡后不要运动，当感冒、生病或自己感到虚弱、疲劳时也不要运动。此外，在冬季严寒时期(气温在 5℃以下)最好不要外出运动，更要避免冬泳。

二、高脂血症群体的运动锻炼指导

(一)运动对脂代谢的影响

(1)适度的中等强度的有氧运动对能量消耗有利，可以使脂肪的燃烧过程加快，促进脂肪数量的减少与体积的缩减。随着运动时间的增加，肌肉对肌肉的供能也会逐渐增加，在运动过程中为机体提供能量的脂肪主要是肌肉中的甘油三酯储备以及血中游离脂肪酸。肌肉中脂肪的动员得到加强,血中游离脂肪酸水平也会因继续向肌肉转运而减少,甘油三酯和脂蛋白进一步进行水解而产生更多的游离脂肪酸,血浆中甘油三酯的水平也会随之降低。

(2)运动有效地改善血浆脂蛋白的成分,这些改变包括以下两个方面。

第一,降低血液中不利于脂代谢的脂质成分,如总胆固醇(TC),甘油三酯(TG)、低密度脂蛋白—胆固醇(LDL-C)水平,从而防止动脉粥样硬化的发生。

第二,提高高密度脂蛋白—胆固醇(HDL-C)水平,高密度脂蛋白可以将周围组织中的胆固醇运载到肝脏,胆固醇在肝脏转化为胆汁酸或直接通过胆汁从肠道排出,从而促进胆固醇排泄。实验也证明,血清 HDL-C 水平与冠心病发病率负相关,也就是说HDL-C 水平越高的人,冠心病发生的可能性越小。作为一种载脂蛋白,高密度脂蛋白(HDL-C)被医学界誉为"抗动脉硬化因子""血管的清道夫",换句话说,在血液中高密度脂蛋白处于正常水平的情况下,通过血液循环系统可以将血管中存在的多余甘油三酯、胆固醇等脂质类物质运输到肝脏及其他的地方进行分解代谢,同时,能够保持人体的脂代谢恢复到最初水平。

(3)对血浆载脂蛋白(APO)代谢的有益作用:血浆载脂蛋白(APO)是脂蛋白的蛋白质部分,由于在血浆中血浆载脂蛋白是唯一明确的生化标志,所以,其与动脉硬化之间有很大的关系。APO 有血浆载脂蛋白-A(APOA)、血浆载脂蛋白-B(APOB)、血浆载脂蛋白—E(APOE)等几种类型。HDL 中最主要的载脂蛋白是 APOA,LDL 的主要载脂蛋白是 APOB。对冠心病患者的研究发现,其血清中 APOA 水平在不断下降,APOB 水平在不断升高,而且 APOB,APOB/APOA 随 APOA、APOA/APOB 的降低而升高,冠状动脉病变又随着 APOB,APOB/APOA 的升高而程度更重。研究表明,经常参加有氧运动的人群其血浆 APOA 水平比对照组明显要高。长期有氧训练可提高健康中年男性和肥胖女性 APOA，使 APOB 下降，APOA/APOB 比值上升。

（4）长期有氧运动后脂蛋白酯酶（LPL）活性提高：LPL 是人体内水解甘油三酯（TG）的关键酶。有研究证实，长期有氧运动后 LPL 活性提高，随之 TG 降解增加。

（二）高脂血症群体的科学健身方法

高脂血症患者宜采用中等强度、长时间周期性大肌群参与的运动。现在认为促进脂代谢改善所需运动强度应比促进心肺功能改善的强度低，约为最大摄氧量（VO_{2max}）的 $40\% \sim 60\%$ 强度或最大心率（HR_{max}）的 $60\% \sim 70\%$ 强度，如果大于最大摄氧量的 80% 强度，产生的效应和低强度相同。运动频率为每周 $3 \sim 5$ 次，每次保持 $45 \sim 60$ 分钟的时间（$5 \sim 10$ 分钟的准备活动，$25 \sim 40$ 分钟的主要运动，$5 \sim 10$ 分钟的整理活动）。但也有研究认为，每周大于 3 次的运动频率不会起到改善血脂的作用，甚至有研究发现每周训练两次，3 个月后也可以使 HDL-C 上升 19.3%，LDL-C 下降 12.8%。所以，对于高脂血症群体建议小量、短时、多次、累计完成总的运动时间和运动量，同样可以取得较好的效果。

对于高脂血症群体来说，最好的运动方式就是进行有节奏性的全身运动，如散步、游泳、慢跑、太极拳、健身操、广播操、骑自行车、气功等。高脂血症患者应以自身的体力和爱好为依据来对简便、有效、易行的运动项目进行选择，只有参加的运动训练有规律性、有科学性，才能提高运动锻炼的效果。一些放松性治疗，如太极拳、气功等也有较好的疗效。

也有人建议，采用有氧运动与力量练习相结合的方式，力量练习的负荷为最大重量的 80%。

第四节　体态矫正群体改善体质的运动锻炼指导

一、脊柱侧弯矫正的科学健身方法

(一)脊柱侧弯矫正的技法

脊柱是人体的中枢,它从上到下连接人的躯干部分。从人体的侧面解剖图中可以看到,人的脊柱并不是完全竖直的,而是每节都有向前、后的正常生理弯曲,但这种弯曲仅限在人体的侧面脊柱投影上,从正面和背面来看,脊柱是完全竖直的,不应有任何向左或向右的弯曲,假如脊柱发生了向左或向右的弯曲,那就是脊柱侧弯。脊柱侧弯是脊柱畸形的一种,当病人脱掉衣服时,这种弯曲便会很明显地看到。这从美观的角度上看显然是对人体的体形美程度大打折扣。

脊柱侧弯的形成不是一时的,而是需要一个较为漫长的过程。因此,对于脊柱侧弯的矫正也是需要尽早发现,及早干预。矫正的时间尽量在脊柱侧弯刚开始形成之际,此时由于骨骼和韧带还没有发生异常的变化,所以,在这一时期做矫正治疗效果最佳。侧弯发生较久后,由于一侧的肌肉韧带松弛,另一侧发生萎缩,矫正起来就不如初始时那样快。侧弯发生更久时,脊柱骨本身往往也随着变了形,有的椎骨一边厚一边薄,矫正起来就更困难了。

脊柱矫正体操是较为常用的用于矫正脊柱侧弯的方法。已经患有不同程度(不是严重脊柱侧弯)脊柱侧弯的青少年通过长期坚持做脊柱矫正体操可以达到预防和缓解脊柱侧弯的效果。具体来说,在青少年身上经常发生的脊柱侧弯以脊柱中段凸向右侧者居多。下面是几种脊柱侧弯的矫正体操。

1. 仰卧挺胸

(1)准备姿势:仰卧,左手用力向上伸,右手用力向下伸。
(2)动作要领:挺胸,同时,抬起肩部,吸气,放下时呼气。

2. 仰卧举腿

(1)准备姿势:同上节。
(2)动作要领:右腿伸直抬高60°左右,呼气,放下时吸气。

3. 仰卧弓身

(1)准备姿势:同上节,只是右下肢屈曲,足踩床(垫)面。
(2)动作要领:抬起腰部和臀部,吸气,放下时呼气。

4. 侧卧弯起

(1)准备姿势:向左侧卧,左手用力向上伸,右手用力向下伸。
(2)动作要领:抬起头部、肩部和胸部,呼气,放下时吸气。

5. 侧卧举腿

(1)准备姿势:同上节。
(2)动作要领:右腿伸直抬起,同时呼气,放下时吸气。

6. 俯卧挺身

(1)准备姿势:俯卧,左手向上伸,右手向下伸。
(2)动作要领:抬起头部、肩部、上胸部和左手,吸气,放下时呼气。

7. 俯卧举腿

(1)准备姿势:同上节。
(2)动作要领:右腿伸直抬起,吸气,放下时呼气。

8.俯卧两头起

(1)准备姿势:同上节。

(2)动作要领:抬起头部、肩部、上胸和左手,同时,右下肢伸直抬起,吸气,放下时呼气。

(二)脊柱侧弯矫正的作用

脊柱侧弯矫正技法的作用在于重点加强脊柱凸出一侧的肌肉,逐渐把侧凸的脊柱拉直。这套操重点是加强右侧的躯干肌肉。矫正体操的准备姿势和动作,要求左手用力向上伸展而右手用力向下伸直,这样,脊柱两侧的肌肉活动就不对称,右侧紧张而左侧松弛。在这一姿势下做背部肌肉锻炼,就可把作用集中到右侧脊柱肌肉,达到矫正侧弯的目的。

在一侧的髋部用力时,可以使同侧的腰腹肌肉紧张,从而达到锻炼和矫正作用。

第1节和第6节,对胸部脊柱的作用大一些,第2节、第3节、第5节、第7节,对腰部脊柱的作用大一些。

第4节全面地锻炼了躯干右侧的肌肉,第8节则综合了第6节、第7节的动作,这两节做起来较吃力,作用也较强。

这套操脊柱中段凸向左侧者也可用,但在练习时必须把各节的左、右方向全部颠倒过来。否则,不但无益,反而使畸形加重。

做操时,动作要缓慢平稳,每个动作做 3~5 秒钟,每一节重复两个 8 拍,逐渐增加到重复 4 个 8 拍。各节中间可适当休息。体力强的,做完全套还不太累时,可以选择某几节动作完成后再停住 10~30 秒钟,以增加运动量,提高矫正效果。此操每天要进行一次,一般要做几个月到几年可获疗效。

除了定期做矫正操外,还要注意经常保持较好的动作姿势。有脊柱侧弯的青少年,两个肩胛不一样平,胸椎突出的一侧肩胛比凹陷的一侧高些。因此,在背书包、挎包或提重物时,都要用肩胛低的一侧来做,以使对侧的胸背肌肉用力,起到锻炼和矫正的作用,同时,可常进行体侧、体转练习,这样效果更好。

二、背部畸形矫正的科学健身方法

(一)驼背预防技法

造成驼背的因素首先是由于背部肌肉长期保持松弛引起的。因此,为了达到纠正和预防驼背的目的,就可以从进行一些加强背部肌肉的练习开始。其中,较为常见的练习方法就是在单杠上做引体向上动作,特别是双手宽握上拉至后颈部触杠的练习,就能很好地发展背部和肩部的肌肉。

预防和矫正驼背最重要的是要经常注意保持正确的姿势。靠墙站立,使后脑壳、双肩、臀部和脚跟贴墙,尽可能长时间地保持这种姿势。每天练习几次,即是一种有效的预防和矫正法。另外,各种平衡练习也是青少年预防驼背的良好措施。这样做不仅心理因素起作用,而且生理因素也起作用——使躯体保持正常姿势的肌肉得到增强。

下列练习有助于矫正(取决于年龄大小)非病理性驼背。

(1)双手背后叉握,尽力上提至肩胛骨,用力顶住后背,头后仰。

(2)仰卧,双臂侧平放,上体挺起,成后脑壳和臀部撑地的姿势。

(3)跪立,两手抓住脚跟,胸前挺,头后仰。

(4)俯卧,双手叉握放头后,两脚固定。上体和头尽量向后上方抬起,两肘同时张开上抬。

(5)坐在椅子上,双手叉握放头后,胸部用力向前挺,头后仰。

(6)仰卧,用手(靠近头部)和脚支撑,做"桥"。

(7)背对墙站立,头后仰,前额触墙。

上述练习每天做 2~3 次,每次 3~4 个,每个重复 12~15 次。

这些练习的主要作用在于加强背部和肩颈部肌肉,从而帮助人保持正确的姿势。

(二)驼背矫正技法

青少年驼背(圆背)畸形,既影响体型的挺拔健美,又在一定程度上妨碍心肺的发育,容易疲劳,不耐久站、久坐。至中年以后,还容易腰酸背疼,不能负重,给工作、生活带来困难。

青少年驼背,多数是因平时经常低头、窝胸的不良姿势引起的,如看书写字时身体趴在桌上,使用过矮的桌椅,经常用肩背杠过重的东西。在这种情况下,脊柱前面的韧带就紧紧收缩,后面的韧带和肌肉就得放松,日久天长,背部肌肉就会变得松弛无力,形成姿势性的圆背。不及时矫正,发展下去,脊柱骨就可能出现结构性的改变,成为严重的驼背,再矫正就困难了。所以,在刚刚出现圆背后,就应该尽快矫正,不能任其发展下去。

青少年时期,身体的可塑性较大,既容易因不良姿势引起驼背,又容易纠正不良姿势,矫治驼背。年龄愈轻,驼背愈容易矫正过来。最简单的方法是每天用一根木棍夹在背后两肘弯处,挺胸行走5~10分钟;或双肩后挺,将两手互握于背后腰际,每天步行5~10分钟;或头上顶书包行走300~400米;或单杠上做颈后上拉等,坚持锻炼,即可收到效果。青年人姿势性驼背的预防和矫正还可采取以下两种方法。

1.习惯养成法

(1)注意端正身体姿势。平时不论站立、行走,双眼应平视前方,自然地将胸部挺起,自然地向后将两肩舒展开,切忌弯腰。挺直脊背,看书写字时不要将头低到很大的程度,趴在桌上更是不可取的。

(2)使用合适的桌椅和用具。按照身高对桌椅进行选择;睡觉时不要用很高的枕头;如果视力差,及时配戴眼镜,矫正视力等。

(3)身体还在发育的青春期内,不宜经常搬扛过重的东西。

如挑、扛麻袋时，不要装得过满过重，尽量减少脊柱的过重负担。

（4）睡硬板床。上床后、入睡前，在背后垫上高枕头，全身放松，让头后仰，活动 15～20 分钟止。早上起床前再做 1 次，每天坚持。

（5）坚持做矫正驼背的医疗体操。这主要是为了增强伸背挺胸的肌肉力量，调整身体前、后方肌肉的力量平衡，纠正圆背。同时，练习扩胸运动，可以增强两肩的肩胛骨向后靠拢的力量。

2.体操矫正法

下面介绍的几节矫正圆背的体操，可以全做，也可选用一部分练习。

（1）挺胸运动。仰卧，用枕部和两肘支撑，挺起胸部，同时吸气，放下时呼气。

（2）抬头运动。俯卧，两手置体侧，抬起头部及肩部，同时吸气，维持 10 秒钟，放下时呼气。

（3）后举运动。俯卧，抬起头部和上胸部，两臂伸直向后举起，双腿尽量上抬，同时吸气，放下时呼气。

（4）扩胸运动。站立，两臂前平举，然后，分别向左、右挥摆，做扩胸动作，要求抬头、挺胸、收腹、踮脚。

（5）挺背运动。站立，两手轻靠在臀后，两肩及两上臂向后上方提拔，头同时向后仰，做挺背动作。

（6）拱背运动。仰卧，以双脚、双肘和头五点支撑，做上挺动作，挺时吸气，放下时呼气。

以上体操每天早、晚各练一次，长期持续进行。

第七章　青少年体质健康水平提高的家庭路径研究

家庭教育一般是指父母或其他年长者自觉地、有意识地对子女进行的教育。家庭教育作为一种独立的教育形式,始于孩子出生,伴随孩子成长,是孩子最先接触的教育。孩子的生理素质是在父母的精心照料下发育成熟的,智慧的幼芽是在父母的正确诱导下培育起来的。家庭教育是青少年健康成长的根基,影响着青少年的发展方向和前景。

第一节　注重家庭教育

一、家庭教育氛围

家庭环境包括实物环境、语言环境、心理环境和人际环境。成员之间的关系、思想作风、行为准则、家庭经济条件和成员精神状况等,会形成较为稳定的习惯性。孩子长期浸润其中,由此形成自己的行为习惯。家庭的亲密度差、情感表达差,矛盾冲突就会多,易成为孩子心理创伤的背景,容易导致子女形成内向性格、情绪不稳定。在同情、支持环境中长大的孩子一般心理正常。研究发现,和睦、安宁的家庭,孩子采用问题解决应对方式显著多于偶尔争吵和经常争吵家庭中的孩子。因此,家庭成员之间应该更加民主,互相尊重、关心。父母应该让孩子感受到家庭的温暖、家长的理解和人格上的平等。

二、家庭教育方式

孩子的健康成长、和谐发展是父母的最大心愿。家庭教育方式是否得当,直接影响子女个性形成和心理健康。科学的教育方式要求家长教育孩子要爱而不溺、严而不厉、循序渐进。

家长在一定的价值取向和期望的驱使下,会选择相应的教育、教养方式。父母的教育方式由两种维度构成:"允许—限制"维度和"接受—拒绝"维度。前一维度是指家长对孩子的认可、鼓励和容忍的程度;后一维度是指对孩子的热情、关爱的程度。这两个维度构成了不同的教育方式,其中四种典型的教育方式为民主型、专制型、溺爱型和放任型,如表 7-1 所示。

表 7-1 父母的教育方式与学生可能出现的特征

父母的教育方式		学生可能出现的特征
类型	表现	
民主型	提供关爱的、支持性的家庭环境;对儿童的行为提出高期望和高标准;在家庭中推行的准则具有一致性;解释说明为什么有些行为是可以接受的,有些行为不能被接受;让孩子参与家庭中的决策	快乐 自信 好奇心强 独立性强 对人友好 尊重他人 学习成功
专制型	与民主型的父母相比,给儿童的关爱较少;对儿童的行为提出高期望和高标准;确立行为准则时,很少考虑儿童的需要;希望无条件地遵守准则;讨论问题时,很少与儿童交换意见	不快乐 焦虑 自信心不足 缺乏首创性 依赖他人 缺乏社会技能 防御性强

续表

父母的教育方式		学生可能出现的特征
类型	表现	
溺爱型	提供关爱的、支持性的家庭环境；对儿童的行为很少提出期望和标准；很少惩罚儿童的不良行为；允许儿童做出一些自己的决策	自私 缺乏行为动力 依赖他人 注意力不够集中 不服从 冲动
放任型	很少给儿童情感上的支持；对儿童的行为很少提出期望和标准；对儿童的生活很少关心；整天忙于自己的事务	不服从 缺乏技能 自我控制能力低 对挫折忍受性低 缺乏长期目标

（一）民主型

民主型教育是指家长以一种信任、尊重、平等、启发的态度教育子女的方式。在这种教育方式下，学生一般会形成自尊、自立、自我负责的精神，在学习的过程中愿意主动承担学习责任，遇到学习困难时，会主动寻求他人的帮助，因而，有利于培养学生的自主学习能力。

（二）专制型

专制型教育是指家长以自己的标准要求子女、强迫子女无条件地服从自己的管束、对子女严加监督的一种教育方式。这种教育方式很容易让孩子形成屈从、喜欢推卸责任、不愿合作、胆怯的心理，在学习过程中以达到家长和教师的要求为根本目的，缺乏自我负责的精神，因而，不利于促进学生的自主学习。

（三）溺爱型

溺爱型教育是指家长对子女过分宠爱，不适当地满足子女的要求。这种教育方式很容易让孩子在学习过程中过分依赖他人的帮助，因而，不利于自主学习能力的发展。

（四）放任型

放任型教育是指父母采取放任自流的态度对待子女。孩子很容易形成散漫、固执等个性，在学习过程中缺乏自我约束能力，因而，也不利于学生自主学习能力的发展。

第二节　提供均衡营养与膳食

一、营养

（一）营养需求

青少年普遍喜欢参加体育运动，其身体功能能够通过体育锻炼而得到增强。青少年参与体育运动离不开对营养的需求，因为身体要活动，首先需要有能量供应，身体活动所需的能量就是从营养中来的。青少年促进自身身体健康的主要手段就是补充营养和参加体育运动。如果青少年只是通过补充营养来维持健康，而不注重锻炼的话，就会使身体的肌肉变得松弛无力，进而甚至出现肥胖的症状，身体各功能无法得到正常发挥。相反，如果只进行运动锻炼而不注意营养的摄取，身体内消耗的能源就得不到必需的补充，这会对青少年的发育与成长造成消极的影响。

1.能源物质代谢与营养需求

(1)能量

运动时间、运动密度及运动强度是决定运动时能量消耗的主要因素。少年儿童上体育课或参与课外活动时的适宜心率是120～140次/分钟,这是以心搏峰(每搏量达到峰值时的心率)理论和最佳心率范围理论为依据得出的数据。而且,少年儿童参加体育活动时的运动负荷不宜过大。少年儿童参与运动时,如果运动量为轻度或中度体力,那么,此时少年儿童需要补充的能量和平时不参加运动时是基本一样的。所以,如果平时可以补充充足的能量,那么,运动时就不需要额外进行补充。如果少年儿童参加的体育活动比较剧烈,强度较大,就会使机体消耗很多的能量,这时需要补充的能量就应该比平时多。一方面是为了使机体活动的需要得到满足;另一方面是为了使少年儿童能够储备一定的能量,使良好的运动能力得到有效保持。需要注意的是,少年儿童不宜补充过多的能量,否则,会增加体内的脂肪,导致发胖。通常看来,倘若少年儿童每天锻炼的时间为2～4小时,所需要补充的能量就要比平时多300～900千卡。

少年儿童参加不同的运动项目、不同强度的运动项目或时间持续长短不同的运动项目时,机体消耗的能量多少也不同。因此,能量消耗的多少是能量补充的主要依据。有规律地参与体育运动的少年儿童每天大约消耗14647.5～16740千焦的能量,所消耗的能量中,脂肪、糖类与蛋白质三者之间的重量之比为(0.7～0.84)：4：1;少年儿童参与耐力运动项目时,所消耗的脂肪、糖类与蛋白质三者之间的重量之比为1：7：1,糖类消耗最多(表7-2)。

表7-2 少年儿童能量摄入量

年龄/岁	平均体重/kg	基础代谢率/(kcaL/d)	轻体力活动/(kcal/d)	中度体力活动/(kcal/d)	重度体力活动/(kcal/d)
女					
6	19.8	929	1407	1548	1782
7	22.0	972	1472	1619	1864
8	23.8	1021	1547	1701	1959
9	26.4	1080	1635	1799	2072
10	28.8	1097	1663	1829	2106
11	32.1	1145	1735	1908	2197
12	35.5	1200	1836	2019	2325
13~15	42.0	1263	1933	2126	2448
16~17	54.2	1335	1955	2225	2495
男					
6	19.8	944	1479	1669	1860
7	22.0	994	1557	1758	1958
8	23.8	1035	1621	1830	2039
9	26.4	1094	1713	1934	2155
10	28.8	1155	1808	2041	2275
11	32.1	1213	1809	2144	2389
12	35.5	1272	1992	2249	2506
13~15	42.0	1368	2170	2450	2730
16~17	54.2	1600	2610	2937	3345

（2）糖类

糖类的氧化比较容易，而且也不会消耗太多的氧气，所以，是少年儿童参与体育运动时理想的能源。脂肪代谢能够在糖类代谢的某些中间产物的作用下得到有效的调节。少年儿童处于运动状态时，如果消耗了很多糖类，疲劳现象就会在短时间内出现。所以，少年儿童在运动前要摄入较多的糖类，以储备在机体中供运动所需。如果少年儿童要参与时间较长的运动,可以选择在运动过程中喝含糖的液体。运动结束后也要补充适量的糖,以恢复运动中消耗的肌糖原,并增加肝糖的储备量。

糖类多存在于蔬果与谷类食品中。少年儿童在补糖时要注意补充单糖、双糖和多糖各种不同的糖,要合理搭配膳食,使摄入的食物中尽量包含这些不同的糖。各种糖的补充能够平衡肝、血液和肌肉之间的各种糖原,也有利于提供能源。

少年儿童需要补充的所有能量中,糖类适宜的占比为 $55\%\sim65\%$。如果运动强度大,消耗的糖类多,就要使糖类的补充量有所增加,通常 $60\%\sim65\%$ 比较适宜。

(3)脂肪

脂肪虽然体积小,但是含有较多的能量,它是对能量进行贮存的理想形式。从事耐力性运动项目时,主要依靠脂肪来提供身体所需的能量,补充脂肪会使少年儿童有一种饱腹感。如果少年儿童参与的项目运动强度较大,就会利用较多的脂肪来提供能量。脂肪提供热量主要是通过氧化后生成水和二氧化碳来完成的。

脂肪很难消化,摄入过多就会对其他营养素的吸收造成不良的影响。少年儿童在运动当天,不要摄入过多富含脂肪的食物,在总能量中,脂肪提供的能量比较适宜的占比是 $25\%\sim30\%$,其中,饱和脂肪酸不能多于总脂肪的 10%。脂肪中,多不饱和脂肪酸、单不饱和脂肪酸与饱和脂肪酸三者之间适宜的比例为 $(1\sim1.5):1:1$。脂肪不易消化,容易使人感到饱胀,所以,在运动前,特别是在比赛前尽量少吃油腻的食物。

(4)蛋白质

少年儿童处于运动状态时,就会加快机体内蛋白质的分解代谢进程,从而释放能量。机体内的总能量中,由蛋白质提供的占 $12\%\sim14\%$。结束运动状态后,机体内蛋白质的合成会有所增加,这时,机体需要补充的蛋白质的多少就要以体力活动情况为依据进行确定了。与成年人相比,少年儿童需要摄入更多的蛋白质。但蛋白质补充太多,会使肝和肾的负担加重,产生大量的酸性代谢产物,不利于运动的顺利进行;而如果没有补充必需的蛋白质,机体的生长发育会受到影响,运动能力也会下降,身体素质难以提高。

有规律地进行体育运动的少年儿童每日按需要补充 80～90 克的蛋白质。在补充蛋白质时,不仅要在数量上有保证,而且要在质量上予以重视。要尽量补充优质蛋白,少年儿童摄入的蛋白质总量中,有 30％需要从富含优质蛋白的牛奶、禽肉、鸡蛋等食物中摄取。这些食物不仅有丰富的蛋白质,而且进入肠胃后容易消化,且这些食物中的谷氨酸与酪氨酸也较多,这对神经系统兴奋性的提高非常有利。

2.非能源物质代谢与营养需求

少年儿童参与体育运动时,如果运动量一般,补充无机盐和维生素的量和平时不运动时基本一样即可。然而,如果运动量较大,就会出很多汗,维生素、无机盐和水会随着出汗而丢失,所以,机体需要补充比平时更多的无机盐与维生素,也需要补充较多的水。在高温条件下参与运动时,这些营养素的补充也要增加。

(1)矿物质

少年儿童在运动过程中难免会出汗,矿物质会随着出汗而丢失,这对少年儿童的运动能力及身体健康状况会造成消极的影响。少年儿童处于运动状态时,会增加红细胞破坏的数量,消耗大量的铁,如果消耗的铁没有得到及时的补充,缺铁性贫血就会产生。据调查发现,有规律地进行运动锻炼的成年人,4.9％的人会出现运动性贫血,青少年中会有 16％的人出现运动性贫血;而少年儿童中 39.5％的人会出现贫血,其中男子达 33.3％,女子达 45.3％。少年儿童要多补充含有钙、铁、磷等矿物质的食物。

(2)维生素

机体能量代谢与物质代谢离不开机体内维生素 B 族的作用,而且肌肉耐力的提高也可以通过补充维生素 B_1、维生素 B_2、维生素 C 而得以实现,补充维生素对疲劳的消除也有利。所以,运动营养方面的专家表示,少年儿童进行体育运动,倘若消耗的能量为 1000 千卡,那么,就需要补充 1 毫克的维生素 B_1 和维生素 B_2,10 毫克的烟酸,35～40 毫克的维生素 C。少年儿童参与的运动如果运动量大,就应该在运动后多食用蔬果,特别是橙色与绿色的蔬果,以使机体消耗的维生素得到全面补充,但补充维生素也要注意适量。

少年儿童的营养状况、运动量及身体水平都会影响维生素的补充量。如果运动量大,出现维生素缺乏症的时间就会提前,就需要补充比平时较多的维生素。与成年人相比,少年儿童在身体缺乏维生素后,耐受性会比较差,维生素缺乏症会在短时间内出现,主要表现为易感到疲劳,免疫力下降,运动能力也降低;如果及时补充了适量的维生素,就会恢复运动能力,从而延长疲劳产生的时间。维生素的补充要多样且均衡,如果对某一种进行过量的补充,就会使维生素之间的平衡失调。如果长时间对维生素进行过量摄入,就会对肌肉的功能造成不利的影响。所以,要想使补充的维生素在体内将自身的作用最大限度地发挥出来,就需要按适宜的比例来补充各种维生素。

(3)水

少年儿童的排汗率比成年人相对要低,其对体温进行调节的功能也不及成年人。所以,少年儿童参与体育活动时容易产热,而且不能畅通地散热,他们会面临着脱水或中暑的危险。鉴于此,少年儿童要特别注意合理地补充水和电解质。

少年儿童处于运动状态时,会不断增加体内产生的能量,对体温平衡的调节主要是靠排汗来实现的。运动量一般时,机体补充的水和不运动时几乎一样,通常为 2000～2500 毫升。但是如果在高温环境下运动,运动量较大,就会导致大量出汗,这时,身体就需要补充大量的水。在热环境下运动时,少年儿童要注意在运动前、运动过程中及运动后不同阶段都要进行适当补水。通常运动前补水要适量,保证体内有充足的水分储备。运动中和运动后补水要坚持少量多次的原则,补充的水量每小时不能超过 1000 毫升,每一次补充的适宜水量为 120 毫升,每隔 15～20 分钟补充一次,水的适宜温度为 5℃～15℃。

补水不仅要将运动中丢失的那部分水补充回来,而且要注意维持机体内的水平衡。运动后补水以体重减少的量为依据来确定补水量,通常如果体重少了 1 千克,就要补充 1000～1500 毫升的水。如果一次补水过多,出汗和排尿量也会增加,盐分就会随之减少,而且心脏的负担也会加重,所以,不要一次过多地饮水。由于白开水会促进血液的稀释,会使机体的水分随出汗而减少,所以,补充液体时不要只喝白开水。补液的同时补充无机盐也很重要,运动性功能饮料是最适合运动时补充的液体,少年儿童饮用运动饮料不但可以使水分得到补充,而且可以使机体内丢失的无机盐得到恢复。

(二)营养食谱

少年儿童身体在不断长高,体重也在日趋增加,身体各器官与各系统功能也在不断发展。这一时期补充的营养素的数量与比例会极大地影响少年儿童的生长发育程度,过多摄入营养素或补充不足都会造成营养失调,都不利于少年儿童的生长发育。

总的来说,人体每天补充的总能量中,55％～65％来自膳食中的糖类、5％～30％来自脂肪、5％～30％来自蛋白质。少年儿童补充的维生素量要以消耗的能量为依据来确定,注意氨基酸的摄入量要充足,饱和脂肪酸与不饱和脂肪酸的摄入要保持平衡。在对少年儿童的膳食进行安排的时候,应该注意荤与素的适宜搭配、生与熟的恰当比例。粗粮与细粮的搭配也要合理。在选择食物时,要注意减少对油炸、油煎、熏烤、腌制等过分加工的食物的摄取,饮食要清淡,辛辣食物尽量少吃。就餐次数要以年龄为依据进行适当的安排。通常一般少年儿童每天应吃 3～4 餐,学龄前儿童每天应吃 4～5 餐。

1. 学龄前儿童的营养食谱

（1）基本要求

第一，将豆类、豆制品及奶类安排到食谱中。每天坚持喝豆浆或奶，豆浆适宜的补充量为 400～600 毫升，奶的补充要多于 350 毫升。多吃富含优质蛋白质的食物，注意钙的补充。

第二，主食选择谷类食物，主要对谷类食物的多样化加工。例如，可以把大米做成米粥、米糊、米饭、米饼等。

第三，对鱼、蛋、瘦肉等富含动物性蛋白质的食物要适量摄取。

第四，蔬果的摄入每天都是必不可少的。注意合理地补充矿物质、膳食纤维与维生素。

（2）食谱示例

学龄前儿童的营养食谱，如表 7-3 所示。

表 7-3　学龄前儿童的营养食谱示例

餐次	食谱
早餐	牛奶 花生酱 小馒头
午餐	米饭 胡萝卜、粉丝炒肉末 葱花虾皮蒸蛋 青菜豆腐鱼头汤
下午点	牛奶
晚餐	米饭 菠菜炒肉末 黄花菜、木耳、冬菇蒸鸡
晚点	水果

2. 学龄儿童的营养食谱

(1)基本要求

安排学龄儿童的食谱时,有以下几个方面需要注意。

第一,早餐要吃好,午餐要吃饱,晚餐要吃少。

第二,膨化食品与油炸加工的食品尽量少吃。

第三,控制零食的摄取,饮料要以清淡为主。

(2)食谱示例

学龄儿童的营养食谱,如表7-4所示。

表7-4 学龄儿童的营养食谱示例

餐次	食谱
早餐	豆浆 面包
午餐	米饭 紫菜猪血汤 西红柿炒鸡蛋
晚餐	米饭 肉片炒油菜 鱼头豆腐汤 水果
晚点	鲜牛奶

3. 少年的营养食谱

(1)基本要求

进入青春期后,少年在身高与体重方面的增长都很快,在对食谱进行安排时,除了要注意上面学龄儿童的几点要求外,以下几个方面也要注意。

第一,加强对钙及蛋白质的补充,适量补充豆类食品,多喝奶,适当地吃鱼,禽、蛋、肉的摄入要比例适当。

第二,蔬果要多吃,加强对矿物质与维生素的补充。

第三,不要为了减肥刻意节食。

第四,多吃谷类食品。

(2)食谱示例

少年的营养食谱,如表 7-5 所示。

表 7-5　少年的营养食谱示例

餐次	食谱
早餐	牛奶 面包 煮鸡蛋
午餐	米饭 青椒土豆丝 豆腐干烧牛肉 白菜、虾皮鱼头汤
晚餐	肉片、菜心炒面 香菇蒸鸡 海带猪骨汤 水果

二、膳食

每个人处于少年儿童阶段时,其身体与智力的发育都十分关键,这一阶段,人们的生活方式与行为方式会开始慢慢形成。少年儿童的发育速度很快,他们需要补充更多的营养素。少年儿童身体与智力的顺利发展离不开营养的保障作用,如果这一时期打好了营养的基础,就会终身受益。女性处于青春期时,其营养健康的状况会对下一代的健康造成直接的影响,所以,要特别重视青春期女性的营养状况。通过对少年儿童的生长及发育特点进行分析,并且了解了他们的营养需求后,有关专家建议少年儿童人群的膳食要从以下几个方面加以重视。

(一)合理安排三餐

通过调查我国居民的营养与健康状况后得知,少年儿童中大多存在每天三餐饮食不规律的现象,而且很多少年儿童都不吃早餐,这些不良现象会对其营养状况与身体健康水平造成消极的影响。对于少年儿童来说,如果规律地、合理地摄取三餐食物,而且每天都吃早饭,就会有益于其生长发育与学习生活。

少年儿童需要养成良好的饮食习惯,而且要注意与自身的生理需要相适应。通常一天安排三餐,每餐之间有 4～6 小时的间隔。要合理安排三餐的比例,午餐与晚餐尽量不要以甜食为主。

少年儿童要将不吃早餐的坏习惯加以改正。在中小学,通常上午的课程比较集中,少年儿童吃早餐有利于上课时间注意力的集中。少年儿童的营养状况和健康水平很大程度上受到早餐的重要影响。如果少年儿童每天吃早餐,而且早餐丰富,有充足的营养,就能够为机体提供充足的营养素与能量,以满足少年儿童体格和智力的发育需要。倘若少年儿童不吃早餐,或者所吃的早餐没有足够的营养,就会对其体能的增长与学习成绩的提高造成制约性的影响,此外,还会对其消化系统功能的正常发挥造成不良影响,因此而损害身体健康。为少年儿童安排早餐时要注意种类的多样性,早餐中应该富含充足的能量。少年儿童每天吸收的总能量中,有 30％来自于早餐,在每天吃的所有食物中,早餐的食物量占到 25％～33％。所安排的早餐是否有充足的营养可以早餐中食物的种类为依据进行评价。

人们在吃谷类食物后,这类食物在机体中会向葡萄糖转化,这对血糖的稳定非常有利,而且能够提供一定的能量供大脑活动所用。因此,早餐中不能缺少谷类食物。少年儿童在早上最好喝豆浆或牛奶,而且尽量吃富含蛋白质的食物,如瘦肉、鸡蛋等。这样有利于增加食物停留在胃中的时间,从而使少年儿童可以精神饱满地上课。另外,早饭也有必要吃一些蔬果。

现代社会中,审美观念发生了变化,人们以瘦为美,这严重影响了少年儿童的思想。一些少年儿童特别是处于青春期的女孩为了追求人们眼中的美,刻意地通过节食来减肥。节食会使这些人补充不到身体需要的营养,从而引起一些身体疾病的发生,对健康造成威胁。青春期女孩过分节食会对其第二性征的发育与性成熟造成严重的影响。

(二)多喝牛奶

据调查,我国少年儿童每天只摄入少量的奶,这不利于其身体健康发育,因此,要增加对奶及奶饮品的摄入量。

现阶段,我国学龄前儿童、小学生及中学生都比较喜欢喝果汁或碳酸饮料,而对白开水及牛奶的摄入则相对不足。少年儿童如果对软饮料摄入过多,就会增加体内的糖分,从而转化为更多的能量,导致肥胖现象的出现。据调查,少年儿童出现低钙血症的现象不断增加,这大都是因为他们所饮用的饮料中含有磷酸,磷酸容易使少年儿童出现骨质疏松症状,甚至会导致骨折。

(三)摄取含铁和维生素 C 的食物

营养补充不足就会造成营养缺乏病的产生,常见的营养缺乏病是贫血,这一问题已经引起了人们的广泛关注。少年儿童的发育很快,因此,需要很多的铁来供应能量。女生在月经来潮后会出现生理性铁丢失,贫血发生的概率很大。在我国,不管是农村还是城市,贫血都十分普遍。

人们每天所吃的食物中,大都含有膳食纤维和植酸,这些会对铁的吸收造成影响,而且食物中所含的铁大都是非血红素铁,非血红素铁的吸收率不高,实际上铁的利用率也不高,这就导致人体摄入的铁相对缺乏。少年儿童倘若受到寄生虫的感染,就会导致肠道失血,铁也就会随之丢失。即使少年儿童缺铁性贫血的现象不严重,也会不利于其生长与发育和身体的健康,而且会影响其体力、抵抗力与学习能力。

为了预防少年儿童发生贫血的现象,应该在饮食上多加注意,要保证多样化地摄取食物,对食物品种的调换也要重视。少年儿童要多吃动物肝脏、蛋黄、瘦肉、大豆、黑木耳等富含铁元素的食物。此外,少年儿童也可以多吃一些铁强化面包、铁强化酱油等铁强化食品,以使自身的铁营养状况得到良好的改善。

由于维生素 C 能够使食物中铁的消化吸收率提高,所以,少年儿童也要注意维生素 C 的补充,多吃富含维生素 C 的食物,如新鲜的蔬菜与水果等。

(四)控制零食的摄入量

少年儿童身体所需的部分能量可以通过吃零食获取,然而我国少年儿童喜欢吃含糖的零食,这些零食中只有少量矿物质与维生素,不能使营养得到全面的补充。另外,吃过多的零食会使少年儿童减少正餐的食量,这不仅不利于良好饮食习惯的养成,而且会使少年儿童养成一些坏的毛病,如偏食、挑食等。因此,少年儿童要控制零食的食用量,尽量少吃。

(五)不沾烟酒

少年儿童在不断地生长与发育,其身体的各个系统与器官还没有完全发育成熟,免疫系统、内分泌系统及神经系统的功能还处于不断变化中,稳定性较差,不能很好地抵抗来自外界的刺激与不良因素。所以,与成年人相比,少年儿童抽烟、喝酒的危害更大。此外,少年儿童如果从小就抽烟、喝酒,就会对其成年后的行为造成不良的影响。所以,少年儿童尽可能不沾烟酒。

(六)参与户外运动

少年儿童要养成参与户外运动的良好习惯,促进自身耐力与体质的增强;促进身体各部位与各关节协调性与柔韧性的提高;使自己的体重控制在适宜的范围内,避免发生肥胖的现象;参加户外运动还能预防慢性病的发生。少年儿童在户外进行运动,在紫外线的照射下,体内维生素 D 的合成速度加快,从而使骨骼得到健康的发育。

现阶段,我国少年儿童中有肥胖症的人数不断增加。主要原因就是这些少年儿童摄入的能量要比其消耗的能量多,体内多余的能量会向脂肪转化,脂肪多了,自然就会变得肥胖。超重与肥胖发生的原因主要是消耗的能量少,长时间进行静态活动,缺乏运动。少年儿童养成良好的锻炼身体的习惯,减少静态活动的时间,能够使自身的身体健康状况得以改善,对心理健康也有益,并能达到瘦身的目的。

少年儿童每天在户外运动的时间至少为 1 小时。如果面临着繁重的学习任务,一次性不能运动 1 小时,可以每天运动 3～6 次,每次坚持 10 分钟,运动强度保持在中等即可。少年儿童要尽量少看电视、玩游戏,长期处于这种状态不利于身体健康。少年儿童在放学后或星期天要做一些力所能及的家务。家务劳动能够对少年儿童的责任感进行有效的培养,使其养成热爱劳动的好习惯与好品德,能够对其意志进行很好的锻炼,使其劳动技能得以提高,多做家务对其身体健康也十分有利。

第三节　大力发展家庭体育

一、家庭体育产生的时代背景

当生产力发展到一定阶段和程度,人们生存和安全需求得到满足的同时,必然在闲暇时间通过某种文体活动来开辟更为广阔的生活空间。体育社会化是历史的必然,体育进入家庭是社会发展的必然。"家庭体育"这一概念,是从教育的角度去理解的。教育主要包括学校教育、家庭教育、社会教育三个基本方面。而教育自然包括体育,因此,便把体育纳入家庭教育的环境下去讨论,更多的是注重对家庭子女的体育教育问题。家庭体育是终身体育的起点和归宿。一个人的一生是从家庭走向学校，然后，步入社会，最终返回家庭，其中，他们的大部分时间都是在家庭生活环境中度过的，因此，可以说家庭体育才是终身体育的最好保证。家庭是社会的细胞，是实施全民健身最基本的出发点和落脚点。

目前，我国正处于一个由传统的农业型社会向现代化的工业型、知识型社会转化，由计划经济体制向市场经济体制转轨的关键时期，经济增长、人民生活水平提高、闲暇时间增多、人们的生活方式开始发生变化。在这种形势下，传统意义上的家庭功能已开始发生变化，即家庭奢望的能够生育功能、经济功能、赡养功能等都在下降；而家庭的教育功能、精神功能及社会功能都在逐步提高。在此背景下，研究家庭体育的价值、作用、地位和意义、名誉等，都取得了比较可喜的成果。

二、家庭体育的内涵

家庭是以血缘为纽带而组成的一种社会组织形式，是社会结构中最基本的细胞，也是社会生活的基本单位。它与社会的每个成员有着密切的联系，贯穿人的一生，对人的一生有着深远的影响，同时，家庭是人最早、频繁、直接接触的环境，因此，家庭一直是社会理论专家关注的研究领域。由于近年来的社会经济的发展，使得当代家庭的规模与结构、成员之间的关系、家庭机能等方面都发生了深刻而复杂的变化，这就亟待一种能够促进家庭和谐发展的活动方式来促进家庭的稳固和继续发展。于是，家庭体育便成为一种很好的形式。

近年来，家庭体育在促进成员健康、增强成员感情、稳固家庭关系以及增强社会稳定等方面发挥着越来越重要的作用。同时，家庭体育是学校体育的扩展和延伸，是竞技体育人才的发源地和支撑点，也是人们实现终身体育的起点和归宿。

目前，学术界对家庭体育的解释主要持四种不同的观点：一是基于教育的观念，认为体育是教育的组成部分，因此，家庭体育就是家庭教育的一部分，强调家庭体育对教育的影响；二是基于家庭成员的观念,主要从家庭成员的角度来研究问题,强调活动的主体,同时,对参与家庭体育成员的人数也有一定的限定,而对于从事家庭体育活动的场所则不做限定;三是基于活动目的的观念,主要是侧重家庭体育的目的,对参与体育活动的家庭成员人数以及场所不做任何要求;四是基于活动空间的观念,主要从活动的对象和空间来研究问题,即涉及活动的主体以及活动的场所,重点强调场所,对从事家庭体育的成员人数不做具体要求。

综上所述,可以将家庭体育定义为:家庭体育是一人或多人在家庭生活中自愿或者通过安排而参与的,以身体练习为基本手段,以获得基本运动知识技能、满足兴趣爱好、丰富家庭生活、达到休闲娱乐、实现强身健体和促进家庭稳定为主要目的的教育过程和文化活动。

三、家庭体育的特征

家庭的特征主要是从家庭的结构和家庭生命周期两个方面来体现的。家庭结构简单来讲就是指家庭的构成,既包括代际结构,也包括人口结构,并且是二者组合起来的统一体。而家庭生命周期反映的则是一个家庭从形成到解体呈循环运动过程的范畴。家庭体育的特征具体体现在以下几点。

(一)普遍性与群众性

家庭是社会的基本单位,我国家庭本位的传统和现代生活方式的转变,使得家庭体育成为人们闲暇时间的重要选择。家庭体育对构建我国全民健身体系具有重要的作用,它可以发挥自己独特的优势,将所有家庭成员都动员起来,家家户户都参与体育活动,这种广泛性的群众性行为是其他任何一种形式都无法比拟的。家庭体育将亲情力量与健身活动融为一体,使家庭成为体育组织形式中最适宜、最理想和最具有亲和力的体育形式之一。在当今社会,人们越来越重视健康运动,而家庭体育无疑成为一种最重要的手段和方法,最具普遍性和群众性。

（二）内容的丰富性与形式的灵活性

家庭体育是寓于人们日常生活中的一种活动，家庭成员可以在余暇时间自由地进行锻炼、自我欣赏，其内容休闲娱乐、丰富多彩。从早晚散步到节假日爬山、远游；从塑形、健身到体育竞技、娱乐的观赏；从球类运动到各类体育游戏；从儿童及少年的游戏到老年人的传统体育项目的锻炼等，无不都属于家庭体育的内容，可见家庭体育的内容是丰富多彩的。

由于家庭体育是一种群众性体育行为，是以家庭为单位的，因此，各家各户可以独立自主地举行家庭体育活动，具有很强的独立性和自主性。家庭成员可以充分利用属于自己的业余时间，通过积极健康的体育娱乐方式，有计划、有目的地、经常性地参加家庭成员共同喜爱和擅长的体育活动项目，丰富家庭成员的余暇生活，满足家庭成员的精神需求和社会需要。

（三）时间的自由灵活性

家庭体育是一种比较自由的体育活动形式，这种自由首先表现在时间选择的灵活性上。家庭体育可以选择在余暇中任何时间来进行，完全受家庭以及个人的自由支配。例如，一个家庭的体育活动既可以利用节假日休息的时间来进行，又可以在每天下班的时间安排一些比较简单、利于放松的体育活动。

（四）场地的随意性

家庭体育既可以不受场地的限制，又可以不受器材的限制，具有极大的随意性。利用任何场所（包括家庭庭院、周围空地、野外等）都可以作为家庭体育活动的场所，从而弥补公共体育场地设施的不足。比如，锻炼者可以充分利用自家的庭院以及居室周围环境进行因地制宜的家庭体育活动，这样，既解决了体育锻炼场地不足的问题，又达到了健身的目的，同时，促进了社区群众体育的发展,对我国全民健身具有良好的影响和作用。

(五)终身性

在社会文明高度发展的今天,人们越来越意识到终身教育的重要性,教育与学习伴随着人的一生。体育同样如此,体育运动对改善人们的体质和健康具有非常重要的作用,因此,形成终身家庭体育观是十分有必要的。

(六)锻炼效果的全面性

家庭体育具有锻炼效果的全面性,是指家庭体育拥有其他形式的运动所没有的时间的灵活性,以及内容和手段的丰富及多样性,家庭成员可以在这样的条件下进行体育活动的锻炼,从而取得良好的锻炼和健身效果。在家庭体育中,家庭成员在没有压力的活动环境中,更能让自己的情感得到完全的释放,自由感、舒畅感和愉悦感等由此而产生,从而达到健身、休闲、娱乐、社会交往的目的。这不仅满足了家庭成员个体身心发展的需要,而且也可以促进家庭和睦、社区和谐以及社会的稳定发展。

四、家庭体育的功能

家庭体育在大众体育健身,以及个体体质的增强方面具有重要的功能。家庭体育的功能可以分为两个部分:一般功能和特殊功能。家庭体育的一般功能是指除去家庭体育外,其他所有的体育形式对于体育参与者都具有的个体功能和社会功能;家庭体育的特殊功能则是指家庭体育所具有的自己独特的功能。

(一)一般功能

家庭体育的一般功能主要包括个体功能和社会功能两个方面。

1. 个体功能

家庭体育的个体功能主要表现在以下几点。

(1)强身健体的功能

强身健体是体育的本质功能(图7-1)。强身健体包括两个方面:一是健身;二是健心,是身心两方面的共同发展。同时,还可以增强家庭成员的社会适应性。

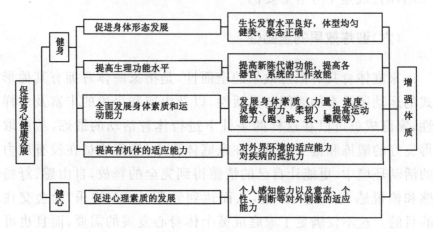

图 7-1 强身健体的功能

(2)提高夫妻生活质量的功能

通过日常生活中的体育锻炼,可以使夫妻的体质得到进一步的提高,在体质得到增强的同时,夫妻还可以在运动中共同分享体育带来的乐趣,对夫妻情感的加深以及家庭成员的再生产质量的提高具有重要的作用和意义。

(3)促进智力发展的功能

家庭体育促进智力发展的功能表现在两个方面:一是体育是发展智力的物质基础;二是体育是智力发展的精神力量。从事家庭体育活动既可以增强人的体质,奠定人的智力发展的良好物质基础,同时,还可以在体育锻炼的过程中磨炼人的意志,有利于优良的意志品质的养成。

(4)培养人良好的道德品质的功能

通过参加家庭体育活动,既可以培养人良好的道德品质,又可以培养积极的人生态度,从而促进个人社会价值的实现。

2.社会功能

(1)促进社会凝聚力

家庭成员通过参加各种各样的体育活动,可以促进成员间的相互交流,有利于消除隔阂,增进彼此间的情感,建立和谐、愉快的家庭关系;有利于在互相尊重的基础上,促进家庭的平等与民主,通过家庭凝聚力的提高从而促进社会凝聚力的增强。

(2)有利于社会物质文明与精神文明建设

家庭体育对物质文明建设的途径有三:一是通过人力资源的培养来提高社会劳动生产力;二是积极参加家庭体育活动可以省却大部分的医疗开支从而促进社会经济的发展;三是体育产业带动和促进了国民经济的发展。对精神文明建设的促进功能表现在,社会主义精神文明包括教育科学文化建设与思想道德建设两个方面,而体育则是教育科学文化的有机组成部分。

(3)有利于社会的和谐发展

根据以上分析可以得知,通过家庭体育活动可以培养人良好的道德品质,促进人类自身素质的提高,进而促进人与自然、社会关系等的和谐,达到人类与社会的和谐发展。

(二)特殊功能

家庭体育的特殊功能表现在以下几个方面。

1.有利于形成健康的生活方式

健康生活方式,广义上是指人们一切生活活动的方式和特征的总和,包括人们的劳动生活、精神生活和物质消费生活等活动方式,而狭义上是指个人及其家庭日常生活的活动方式,包括人们的衣、食、住、行以及闲暇时间的利用等。它实际上指的是人类的一种生存和发展活动,不仅仅表现为一种个体行为,而且还是全体人类的行为。

体育生活方式指的是在一定社会客观条件的制约下,社会中的个人、群体或全体成员为一定价值观所指导的、满足多层次需要的、全部体育活动的稳定形式及行为特征。

随着社会的发展与进步,体育生活方式越来越受到社会大众的广泛喜爱。家庭体育的内容丰富多彩,形式自由灵活,在促进家庭成员身心健康的同时,还可以对家庭成员进行教育,从而促进家庭以及社会的和谐发展。对少年儿童来说,家庭体育可以促使其生长发育,增强体质,磨炼意志,养成积极健康的生活习惯;对成年人来说,家庭体育可以健身健美、增强体质,还可以休闲娱乐、缓解工作压力,提高其竞争和合作的意识,培养意志品质,加强规范和法律意识,加速社会化过程,同时,又可以避免不良社会风气的影响;对老年人来说,家庭体育活动可以消除其孤独感,延缓衰老,健康长寿,同时,能了解时下年轻人的想法,跟上时代发展的步伐,促进其再社会化。

2. 丰富人们业余生活的内容

随着现代经济和社会生活水平的不断提高,人们的余暇时间增多,人们的生活需要也从对物质需求逐渐过渡到对更高层次的精神方面的需要。因此,体育运动以其独特的魅力吸引着人们的目光,成为现代家庭余暇生活中的重要组成部分。家庭体育项目丰富多彩,人们既可以亲身参加不同的体育项目,又可以全家在一起参观欣赏极具表现力、观赏性、戏剧性的体育比赛,从中得到美的精神享受。因此,家庭体育以其最积极、最健康的娱乐方式,极大地丰富了人们余暇生活的内容,满足了家庭成员的精神需求和社会需要。

3. 有利于家庭的和睦

家庭体育活动融娱乐、调节情感于一体,家庭成员之间可以平等地参加各种各样的体育活动,从而达到心情舒畅、消除精神疲劳、身心健康的目的。与此同时,还可以使家庭气氛和谐、活跃,增进成员之间的感情,促进家庭的和睦。

现代社会文明病的蔓延使得医疗费用越来越高,高额的医疗费用成为居民家庭的极大负担,而家庭体育既可以有效预防疾病,减少医疗费用,从而减少造成家庭不稳定的因素,又可以保证社会的稳定和谐。

4.有利于推动全民健身,促进终身体育的发展

我国的《全民健身计划》是一项在国家宏观领导下,为实现社会主义现代化的宏伟目标而建立的一项社会系统工程。它对动员和组织群众积极投入到体育锻炼之中,对提高整个国民素质都发挥了重要的作用,因此,它是一个增进我国社会大众体质建设的发展战略规划。

然而,在构建全民健身体系的过程中,我们面临着各种各样的困难,如场地器材匮乏、群众体育意识淡薄、缺乏体育专业指导人员等,这些都阻碍了全民健身的发展。而家庭体育在全面构建健身体系中,对解决目前社区体育中的场地器材、时间、资金不足等方面都具有独特的优势。与社区体育相比,家庭体育的时间安排灵活,对场地器材的要求也比较低,家庭愿意投入资金,活动容易组织,这些都是社区体育无法比拟的优势。

家庭体育以其独特的优势可以伴随着人的一生,家庭体育为终身体育锻炼习惯的养成提供了一个非常好的发展环境,家庭体育可以为少年儿童、成年人以及老年人终身体育思想的形成奠定良好的基础。因此,可以说家庭体育的开展对于人们形成终身体育思想有着非常重要的意义。

五、家庭体育的作用

当前我国居民的家庭结构、功能以及家庭关系正发生着重大的变化,家庭体育对于推进我国全民健身,促进社会全面发展具

有非常重要的作用和意义。

（一）促进家庭的健康与稳定

随着社会经济的发展，人们的物质生活水平以及精神文化都得到了极大的提高，然而，现代社会"文明病"也随之蔓延，已成为阻碍社会大众身心健康的重要因素之一。"文明病"的产生和蔓延，使得医疗费用越来越高，而老年社会的到来也使得人们对家庭医疗费用的支出负担日益加剧。中国作为一个人口老龄化的国家，其老年人口数量大、平均寿命长、健康余年短、疾病余年长，因此，医疗费用越来越让人难以承受。目前，家庭养老仍然是解决我国老年人问题的主要模式，独生子女在照顾父母方面面临着越来越大的压力，而在社会保障体系尚不健全且人民生活水平较低的现阶段，这都有可能造成负担过重而导致家庭甚至是社会的不稳定、不和谐。

在这样的背景下，家庭体育就可以发挥其独特的作用，经常参加家庭体育活动，可以有效地预防疾病，促进家庭成员的身心健康，促使家庭的医疗费用降低，促进家庭的健康和社会的稳定。

（二）促进家庭成员的全面发展

家庭具有自然和社会两种功能。在社会功能方面，家庭的教育、社会化、感情交往的功能显得尤为重要。现代社会是一个高度竞争的社会，生活节奏非常快，给社会成员造成了极大的心理压力。这些都促使家庭的部分功能正在逐渐向社会转移，而家庭成员之间在感情上相互支持的作用就显得愈发重要，而家庭体育作为家庭教育的一种途径，可以充分促进这些功能的实现。

中国正处于社会的转型期，新旧体制和新旧观念都同时存在于社会之中，而在社会转型的过程中，各种各样的因素都会容易造成人的价值多元化和片面的发展，特别是对那些涉世未深的青少年来说就更是如此。因此，这就需要通过一个自然的、潜移默化的渠道来进行引导和教育，促进其全面发展，而家庭体育便是最好的选择。家庭体育作为一种文化活动形式,可以更好地了解家庭子女的心理状况和发展状态,同时,家庭体育对于孩子的社会适应性方面发展也有积极作用。

(三)控制良好的社会秩序

社会是一个复杂的大系统,其中包含有很多不稳定因素,这些不稳定因素都会影响家庭以及社会的和谐发展。据调查得知,青少年犯罪的成因有相当大比例都源于不良的家庭环境。而经常参加家庭体育活动可以融洽家庭关系,促进家庭和社会的和谐。

通过参加家庭体育活动,可以使夫妻、子女、父母等家庭关系得到沟通与交流,有利于家庭成员间的互相尊重与信任、互相理解与宽容,对维护社会秩序具有重要的作用。内容丰富、形式多样、具有娱乐性的体育活动不仅能够增加家庭成员间的接触,克服现代家庭由于许多功能的外移而造成的家庭成员聚少离多引起的心理隔阂;还可以以活动的特殊形式促进家庭成员彼此间的交流和沟通,养成互相照顾、互相关心的习惯,从而能够正确看待各自在家庭中的地位,明确自己在家庭中应尽的责任和义务。因此,只有这样才能让每一位成员都感受到家庭特有的温馨与和谐,产生强烈的家庭归属感,才能有效地维系家庭的和睦和稳定,进而维持良好的社会秩序。

(四)促进社会体育事业的发展

1.家庭体育与学校体育

家庭教育与学校教育都是终身教育的重要组成部分,家庭在学生体育观念形成的过程中发挥着重要的作用。家庭体育活动、家庭体育消费观念都影响着学生健康体育观与终身体育观的形成。与此同时,学生在学校中形成的体育意识与技能又可以对家庭体育活动的开展起到积极的推动作用。

2. 家庭体育与社区体育

目前,我国的社区体育面临着各种各样的困难,如场地器材的短缺、资金的不足、社区指导员的数量不足等。而家庭体育可以其独特的优势把各个年龄段的家庭成员都拉进健身场内,从而形成全民健身的网络,促进整个社会健康水平的提高。

3. 家庭体育与竞技体育

我国很多的体育竞技人才,包括诸多的奥运冠军都是在家庭的影响下一步步取得成功的。在家庭体育活动中,家长不仅要重视子女的竞技水平的提高,更应该重视综合素质的发展,这一点正是高水平运动员所必需的。对于运动员的培养,早期可以将运动员的培养放在家庭,首先,重视基础素质培养,然后,再根据其潜力有目的地选拔提高,这样,既可以让广大孩子在体育运动中体味竞技的乐趣,又便于运动员综合素质的提升,促进我国竞技体育的科学发展。

(五)推动消费结构的转型

家庭体育的活动内容多种多样,其发展有利于体育消费市场的扩大,成为体育产业新的服务对象。现代家庭对其成员的健康关注程度胜过以往任何一个时期,不论是从家庭饮食的内容和方式、卫生习惯、衣着服饰、睡眠方式,还是运动健身的方式等,家庭中"健康第一"的观念正在逐渐被社会各阶层所接受;"花钱买健康"的体育价值观念逐渐由家庭的边缘价值向轴心价值迁移,被社会所接受。家庭体育消费现已经成为家庭经济支出的重要内容,家庭对于体育服务的需求与日俱增,体育服装、器材、运动饮品、门票消费、会员消费等成为支出的重要部分。以家庭为单位的体育娱乐、健身、旅游活动的蓬勃发展将刺激体育消费市场,推动消费由实物性消费向体育与健康、娱乐等精神领域转型。

（六）促进早期社会化的实现

人的一生中大部分时间都是在家庭中度过的，家庭是少年儿童身体健康与运动习惯养成的第一场所，是青少年生长发育的基本单位。通过参加家庭体育活动，可以增进家庭成员间彼此的情感，掌握基本的生活技能，学会尊重他人、关心与帮助他人、克制自己的不良情绪等各种社会规范，培养青少年正确的体育价值观，可以说是培养青少年完美人格的第一课堂。家庭体育是人的社会化最基本的、最为有效的教育形式，可以极大地促进早期社会化的实现。

六、家庭体育的形式

总体来讲，家庭体育的形式一般有：家庭内成员间的结伴活动、全家的一起活动、配偶一起活动以及父与子、母与子和兄弟姐妹一起的活动等，这是从不同家庭成员的组合方面划分的。下面主要分析现代城市家庭中主要的组织形式。

（一）参加社区家庭运动会

随着我国体育社会化的不断发展，全民健身运动使得城市群众参与体育活动的积极性越来越高，目前举办社区家庭运动会已成为社区活动的一项主要内容。参与家庭运动会可以加强家庭与社会的交流，是家庭圆满与社会安定的共同体现。

（二）参加家庭健身房活动

健身房活动是指利用家中的阳台或房间的一角配置跑步机或家庭综合健身器材等，利用日常生活中零星的空闲时间随时进行健身运动。参加家庭健身房的好处是便于上班族合理安排运动时间，在处理家庭事务的同时，还可以进行体育健身，利于锻炼的经常性，利于终身体育观的养成，同时，还可避开城市中的空气污染,有利于家庭成员的健康。

(三)节假日全家健身活动及体育旅游

随着我国双休日制度的实行以及节假日的增多,人们越来越意识到体育锻炼的重要性。在节假日期间,体育旅游成为很多家庭的选择。我国体育旅游的活动内容也是丰富多彩的,比如无锡太湖国家旅游度假区就建立了大量的大型水上活动,有水上跳伞、水上滑板、水上飞机和水上摩托等,而在度假区还可以参加钓鱼、打高尔夫球、骑自行车等户外运动。参加体育旅游最大的好处是远离城市的高楼大厦和交通的拥挤与污染,获得身心的愉悦和享受。而在双休日,社会上一些专业的大型体育场馆也对普通市民部分开放,为现代家庭体育活动提供优质的服务,如网球场、乒乓球馆、羽毛球馆等,不但价格便宜、设备先进,还可以享受到专业人员的陪练与指导。

第八章 青少年体质健康水平提高的
学校路径研究

青少年体质健康水平的提高离不开学校的体育教育。大学生在对体育知识和体育技能加以学习和掌握之后，就会形成一个正确的体育认识、正确的体育价值观，以及待人接物的态度等，这便是体育素养。整体来说，在学生获得和提高体育素养之后，能够推动自身多方面发展，从而为体育文化的传承奠定良好的基础。为此，本章就从四个层面来研究青少年体质健康水平提高的学校路径，包括推进学校健康教育、优化学校体育教学、构建校园体育文化和加强运动安全监督。

第一节 推进学校健康教育

一、学校健康教育简述

(一)学校健康教育的方式

学校健康教育(school health instruction)是学校教育的重要组成部分。它的实施方式主要有三个方面：健康课程教学、健康活动和健康咨询。

1.健康课程教学

健康课程教学主要指把健康教育纳入学校正规课程的教学，也包括在其他课程中融入健康教育内容的联络教学。目的是促使学生获得较系统的卫生知识,培养健康态度,学习基本的保健技能,建立科学的健康观,并有效地帮助学生建立有利于健康的行为。为此,从幼儿园到大学均应普遍开设健康教育课程,大学还可增设选修课。

课程内容大致包括个人卫生、营养、疾病预防、控制药物滥用(吸烟、酗酒、吸毒等)、心理卫生、家庭生活卫生、环境卫生、消费者卫生、社区卫生等 10 个方面,根据实际需求可以增减。

课程教学能否收到预期效果,教师的业务能力与教学方法十分重要。要掌握内容的科学性和思想性,教学方法要贯彻一系列教与学的原则,特别是要符合儿童、青少年身心发育特点。努力做到生动活泼,有吸引力,使学生对课程产生浓厚的兴趣,增强主动学习而非被动学习的动力。

2. 健康活动

健康活动的目的在于促使学生通过亲身体验加深印象,促进学习效果。因此,健康活动应与课堂教学相互配合,使知识与实际行为结合起来。健康活动种类较多,可根据年龄特点选择适宜的活动,如培训红十字少年,参加社会卫生服务和学校环境清扫,组织以卫生为主题的团会、演出队、夏令营、知识竞赛等。实践表明,参加各种实践活动有助于培养和提高学生的组织能力、自助意识和自我教育效果。

3. 健康咨询与健康行为指导

健康咨询是学生(或家长)与咨询人员(如教师、医生、护士及有关人员)面对面的接触,集中讨论某一健康问题或某一健康活动的方针,为学生(或家长)提供信息,便于他们做出选择。

健康行为指导是通过教育指导,帮助学生通过自己的能力发现、理解和解决健康问题。让儿童、青少年认识到什么是健康行为和危害健康行为。对于危害健康行为应按专门设计的程序模式,提供学习经验,逐步加以纠正,建立有利于健康的行为和生活习惯。

健康咨询与健康行为指导均可分集体与个体两方面。前者往往以小组、班级或学校为单位，对学生中普遍存在的或应当特别关注的问题提出建议，如在夏令营活动前，给学生讲解野外活动时要注意的安全事项及自身防护知识。如预防溺水、雷击、皮肤晒伤及其他意外伤害等，鼓励孩子对自我保健的关注。个别咨询和指导指以个别的方式，向学生（或家长）提供保健信息，帮助学生建立健康行为和习惯，对学生实行诸如不吸烟、不酗酒等有关不良行为的纠正与指导。

关于心理咨询，在健康咨询中占有重要地位。它的重要性在于：有助于学生认识自己，克服心理障碍，纠正不良行为，改善学习方法；有利于教师提高工作能力和教学工作；为学校领导者服务，帮助他们解决管理方面存在的教育与心理问题。总之，学校的心理咨询是学生的良师、教师的参谋、管理者的智囊。

学校心理咨询的内容包括：学习心理咨询（智力因素、非智力因素、创造力咨询）；社会心理咨询（"学校病"咨询、人际关系咨询）；职业选择咨询（职业兴趣、能力、气质咨询）；心理健康咨询，包括大、中、小学学生常见的心理卫生问题及产生原因，心理健康指导等。

（二）学校健康社会环境

学校健康社会环境（healthful school social living）是激发和促进学生参加健康活动，主动培养健康意识的外部环境，它包括学校的人际环境、事物环境和物质环境。

1.人际环境

人际环境主要指学校内师生之间、员工之间及员工与学生之间的相互关系。学校、社区领导乃至家长均应通过自己的社会行为、态度和价值观，给学生和教职员工提供榜样作用。

人际环境内容包括学校的校风对学生和教职员工的心理卫

生和社会需求发挥支持作用;创造一个相互关心、信任和友好的学校环境,并吸引学生关注和参与;学校给那些有困难的学生提供适当的支持与帮助;学校提供一个使所有的学生都受到重视和尊重的环境;学校关注家长对学生健康有影响的教育需求。

2.事物环境

事物环境是指校内各种活动和措施,以及学校师生员工的健康实际状况。例如,课程的安排、作息制度的制定、课间活动的组织、学校安全措施、考试等。

3.物质环境

学校物质环境指学校的基础环境及自然环境。学校物质环境包括校址的选择、校舍的建筑、操场面积和运动设施、教室采光、照明、通风、温度、湿度、噪声、课桌椅、给水及排水设备、厕所、浴室、食堂、垃圾处理等。

二、学校健康教育的实施步骤

(一)健康教育观念的转变

学校健康教育体现了先进的公共卫生观念,促使学生全面提高综合素质,与学校教育方针完全一致。目前,一些争创"健康促进学校"的校方领导已初步转变了观念,然而,有些学校仍存在"应试"教育的弊端,忽视了对学生全面素质的培养。必须加强对决策层的开发,切实转变观念,提高对学校健康教育目的、意义的认识,树立信念,认识每个学校都有自身的优势和潜力,充分发挥这些潜力,关键就在于巧妙地利用学生家长、教师及管理人员的创造力,从这个意义上讲每一个学校都能成为"健康促进学校",并使决策者下决心把争创"健康促进学校"纳入学校的议事日程。

（二）学校健康教育领导和工作机构的建立

实施学校健康教育的单位，必须成立由校长及其他主要负责人参加的健康促进领导小组，由校德育处、教务处、总务处、少先队、共青团、学生会、校医室等部门组成，还应吸收街道办事处领导及家长代表参加。定期召开会议，检查督促学校健康教育各项计划的实施情况，并对计划实施中出现的各种问题进行研究，以保证健康促进目标的实现。各部门都应有明确的职责与分工，实行目标管理。

（三）学校健康教育规划的制定

（1）根据《健康促进学校发展纲领》及国家教委、卫生部门对学校健康促进内容评估的规定，以及省、市（县）的具体要求，制定出各校切实可行的规划。

（2）制定实施学校健康教育各项目标的保证措施，以及为调动全体师生员工和家长的积极性而制定激励政策。鉴于在实施健康促进学校的过程中，并非所有学校都从同一起点出发，也并非所有学校都能获得同样的支持性服务和其他资源。为此，实施三级奖励制度，即铜奖、银奖和金奖，以支持和承认学校所付出的努力。

（3）制定学校健康教育政策。制定《学校健康教育宪章》（以下简称《宪章》），即结合本校实际情况，制定有可行性的学校健康教育的工作目标和政策保证。这也是学校公开做出的健康促进承诺。《宪章》应通过师生、社区领导和家长代表的广泛讨论，一旦成熟应在校园内显著位置庄重地张贴，并让全校师生员工共同遵守和监督执行。

（4）广泛动员。动员学校全体学生和教职员工，争取社区代表和家长代表参加，全员发动争创"健康促进学校"；通过学校共青团、少先队、学生会、社团组织等众多渠道，开展丰富多彩的健康促进活动；利用学校广播站、宣传栏、闭路电视开展宣传报道。

（5）经常性地、有计划地、有步骤地开展各项活动并进行监测与评价。

第二节　优化学校体育教学

一、学校体育教学简述

（一）学校体育教学的结构要素

所谓体育教学的结构，是指对教学活动进行构成或影响的各个要素及其相互之间的关系，其结构要素主要包括学生、教师、教法、教材等诸多基本的要素。从静态的角度来看，体育教学主要由参与者、施加因素和媒介因素三大因素共同构成。

1. 参与者

在学校体育教学中，其参与者主要有学生和教师，教师在体育教学中主要是外部主导，在整个教学过程中担负着组织、计划、管理、传授、调控、监督等诸多职能。体育教学质量的高低在很大程度上取决于教师的组织能力、业务水平和敬业精神等素质。学生是体育教学的主体，也是教师施教的主要对象。在教学活动中，学生不是进行简单、被动地接受教育，需要对自身智力和非智力因素加以充分调动，积极参与到学习之中，这样，才能获得理想的学习效果。

从广义层面来说，在体育教学中，学生的状况是其中的主要调控因素和制约因素之一。在体育教学过程中，学生既是一个群体，有着很多的共性特征，同时，由于各类因素的影响，学生相互之间也存在着个体之间的差异。学生对教学的能动参与，对教学质量的好坏有着重要的决定作用。根据学生的特点，对学生的积极性加以调动，获得学生的信任和积极配合是体育教学的重要职责之一。

2.施加因素

社会对学生的具体要求从体育教学的任务、大纲、计划、内容等要素中得以体现,这些因素都属于外部施加因素,也是将教与学进行有效连接的纽带。在体育教学过程中,教学任务、教学大纲、教学计划、教学内容等发挥着规定性作用,是体育教学的重要依据。体育教学的任务和内容具有显性价值和隐性价值,教学过程中应认真处理好这两类价值的关系,促使学生身心同步、协调地发展。

3.媒介因素

体育教学就是将信息在一定的时间和空间内进行有序传递的过程。在传递信息的过程中就需要有一定的媒介,如环境设备、场地器材、组织教法等。在促使体育教学质量提高方面,现代化、高质量的媒介条件是其重要保证,其中,环境设备、场地器材属于物质条件;组织教法主要发挥对教学进行调控的作用,它是根据教学任务将教材、学生和物质媒介进行串联起来的纽带。媒介因素具备针对性、抗干扰性、安全性、实用性、可控性等特征。

在体育教学过程中,体育教学的这三大要素是动态结合、变化多端的,其中,教师所发挥的主导作用尤为重要。体育教师应对教学艺术加以切实掌握,使学生的积极性得到充分调动,将各种要素调控好,以保证各个体育教学任务都能够高质量地完成。

(二)学校体育教学过程的规律

1.体育教学过程必须遵循认知的一般规律

体育教学过程是一个学生学习和掌握体育知识、体育技术、体育技能的过程,在此期间,学生的心理状态也会随着身体的运动,呈现出同一般教学相类似的心理变化过程,这也是同一般的认知心理学规律相符合的。所以,在运动过程中,根据学生的意志、情绪、注意等心理因素的变化情况,可将体育教学过程划分为集中注意—引起动机—激发情绪—磨炼意志。类似这样的划分还有很多。由此可见,体育教学是一个多节奏、多阶段的教学过程。

2.体育教学过程必须遵循人体运动机能变化规律

在体育教学中,身体运动是不可避免的,大量的身体运动需要身体承受一定的运动负荷。根据运动生理学理论研究可知,从相对安静进入运动状态,人体器官系统的活动能力需要经历一个不断提高的上升阶段,并在一定时间内保持较高的水平,最后,由于器官系统的疲劳而导致身体机能下降的阶段,人体中止运动,进入恢复阶段,在安静或相对状态人的机能水平经历了一个不断上升的过程。因此,可将体育实践课教学分为准备部分、基本部分、结束部分。

3.体育教学过程必须遵循运动技能形成规律

从运动生理学相关理论可知,对于技术的学习过程可以分为泛化、分化和自动化三个阶段。与之相对应的是,运动技术和运动技能的学习过程也可以划分为:粗略认识动作阶段—改进提高动作阶段—巩固熟练运用阶段(自动化阶段)。

(三)学校体育教学的基本规律

对于任何一个事物来说,要想获得长期的发展必须遵循一定的规律。学校体育教学同样如此,要想对体育教学的作用有一个真正的了解,就必须从相关规律入手并加以研究。学校体育教学基本规律具体如下。

1.社会制约性规律

对体育教学产生制约的因素有很多,如社会需要、社会教育内容、文化条件、社会物质、社会教育目标等。体育教学在学校教育中占据着非常重要的地位,它既能够促使学生体质的增强,使学生养成良好的体育锻炼习惯,又能够有助于学习教育的最终个人目标得以实现。

2.教与学辩证统一的规律

教学是一种手段,它是指教师通过对自身的指导、组织、引导、评价等多种作用的充分利用,来对教学活动进行高效组织,以使学生能够系统地学习体育知识,并使学生在实践中运用所学知识,从而使学生学以致用。但是由于整个教学模式都由教和学两个不同的成分组成,这个时候学生是教学的主体,而对教师的教进行一味的强调,就很容易忽视学生的学习,很难将学生的主动性和积极性调动起来,这种教学方式在应用方面具有一定的局限性。这就要求在体育教学中要将教师的主导作用和学生的主体作用充分发挥出来,并将两者相互之间的关系进行紧密结合、协调统一,以促使教学质量得以不断提高。

3.教育、教养与发展统一的规律

对于学生在体育教学中的重要作用,教师要有一个充分的认识,对学生的现有知识水平、技能高低等因素加以充分考虑,进一步加强学生的思想道德教育,充分发展学生的个性,并对学生的道德情操进行陶冶,进一步提高学生的意志品质。作为一个系统教学,体育教学过程也是学生学习和发展的过程,这就要求在教学过程中要充分重视学生的智力、体力和素质的发展情况,只有使学生能够掌握科学、正确的学习方法,对学习效果能够从自学、自评的角度进行评价,这样,才能使学习动力得以有效提高,为整个教学工作开展打下良好基础,为学生终身体育锻炼意识的形成提供动力依据。

4.学生身心发展规律

同其他教学方式相同,体育教学的教学对象也是以学生作为主体,其目的也是促进学生的身心健康发展,所以,在体育教学中要给予学生自身特点充分的重视。在教学体制方面,要从教学内容、教学目标、教学方法、教学组织形式等方面进行改进,从学生的性别、年龄以及发展状况入手,以达到因材施教的教学目的。只有这样,才能更好地促使学生身心得以全面发展。

二、河北高校体育教学优化的目标

(一)实现运动技能目标

素质教育背景之下高校体育教学改革目标与之前相比,确实发生了较大的变化。河北省体育教学改革目标的制定,更加注重对学生运动技能目标的培养。通过相应的体育教学,让学生找到更加适合自己的学习项目与体育运动项目。这一项目的选择既要符合学生内心的认知,又要符合学生的身体状况。学生通过自主选择运动项目,掌握两项及两项以上的运动技能,从而为之后的体育锻炼与学习奠定基础。目前,河北省北方学院就已经陆续开始实行这样的目标与方式,得到了学生的一致好评。

(二)实现运动参与目标

运动参与的目标,则是注重学生的全体参与程度。其主要目的是提高与加深学生对体育运动、学习和锻炼的认识,从而让学生对体育运动的具体内涵进行深入理解,进而激发学生对体育运动项目的学习兴趣。通过体育项目学习和锻炼,有利于学生自觉养成体育锻炼的习惯,是开展终身体育教学与全民健身要求的重要做法。

(三)实现身心健康目标

在素质教育的背景之下,高校开展体育教学改革需要依据学生的身体状况,精心为学生设计身心健康培养目标,从而让学生在实际运动过程中,自身的身体机能、身心素养、身体形态都可以得到全面的提升与增强。此外,在相对健康的生理、心理状态之下,学生可以充分体会到体育活动中的愉快氛围与感受,进而使自身的个性得到彰显、潜力得到激发、创造力得到体现。将自己内心中的一切负面情绪与心理障碍剔除,最大程度上形成积极乐观的心态,提升自身的心理健康水平。

三、河北高校体育教学优化的途径

(一)确立"健康第一"的指导思想

学校体育的本质直接决定了学校体育课程教学要为学生身体健康水平的提高服务,这也是"健康第一"指导思想在学校体育课程教学中得以贯彻的、最为直接的体现。学生有着较高的身体可塑性,能够为其接下来的体质健康打下良好的基础,这既是学生完成自身学业的需要,又是学生终身参与体育锻炼的需要。尽管一个人在青少年时代打下的体质健康基础不可能是一劳永逸的,但基础的好坏却与未来的体质健康息息相关。如果对高校这一目标予以否定或忽视,那就是对"健康第一"指导思想的违背,这对学生整体健康水平的提高是非常不利的。

(二)以素质教育为方针

河北省在落实高校体育教学改革目标的同时,也确实制定了符合河北省高校实际发展情况与教学要求的途径和对策。首先,河北省教育部门注重将素质教育作为高校体育教学改革的方针。目前河北师范大学、河北财经大学、河北建筑学院等众多优秀高校,也都将素质教育作为自身的办学理念与教育方针。通过这样的方针指引,可以在教学开展过程中不断为学生贯彻"健康第一"以及"终身体育"的教育目标和思想。

（三）体育教学内容与形式的多样化

河北高校体育教学的内容朝着多样化的方向发展，可以满足学生多种多样的体育需求。多样的教学内容主要体现在以下几点。

（1）休闲体育项目。如网球、羽毛球、乒乓球、游泳、冰雪运动、轮滑等。这一类项目具有很强的娱乐性，有着较高的技术含量，运动量也是可大可小，能够使学生愉悦身心的需求得到满足。

（2）个体健身类的体育项目。如健美操、健身操、越野跑、山地自行车等。这一类项目适合个人参与锻炼，限制因素非常少，可以在校内、校外进行，简单易行，能够很好地满足学生健身需求。

（3）现代体育项目。如足球、篮球、跆拳道、攀岩、体育舞蹈等。这一类项目有着较强的挑战性，能够很好地促进学生的个性得到发展，与学生的身心特点比较符合，能够使学生实现自我价值和进行社会交往的需求得到满足。

（4）民族、民间体育项目。如武术、跳绳、跳皮筋、踢毽子、荡秋千等。这一类项目作为学校体育课程教学资源，得到了非常广泛地开发和利用，能够使学生娱乐、健身等多种需求得到满足。

综上所述可知，传统的体育教学方式与方法已经无法适应当前社会发展的要求，在素质教育的背景下，河北省乃至全国各高校都必须进行必要的体育教学改革。深化高校体育改革要求扎实将体育改革落实到位，从而为社会输送更多人才的同时，也为提升我国全体人民的身体素质与健康水平做出贡献。

第三节　构建校园体育文化

一、校园体育文化简述

(一)校园体育文化的概念

从字面上来看,校园体育文化是校园文化和体育文化的结合体,是由校园文化和体育文化结合而衍生出来的新产物,二者在发展的过程中相互影响、相互促进,关系尤为密切。一方面,校园体育文化重要的限定词语为"校园",这说明了校园体育文化的生存环境,校园体育文化的发展是在校园环境中进行的;另一方面,校园体育文化属于一种体育文化,而不是其他方面的文化,它具有体育的特性。总之,校园体育文化重视文化范畴的创新精神,但也强调体育范围内的个性解放,可见,体育文化的容纳性非常强。

从文化内容构成来看,校园体育文化是一种多元的文化形式,是以校园精神为主要特征的一种群体文化,其内容主要包括以学生为主体的体育观念和体育意识。校园体育文化在发展的过程中,以不同体育文化形式充分表现出来。体育与校园育人目标等教育文化,共同构筑成一体化的校园文化群;校园中开展的多种体育活动又与其他健身性或竞技性活动组成一个体育文化群。

从文化产生条件来看,任何一种文化现象的产生与发展,必定包含文化创造的主体、文化施加的对象以及文化的手段与环境三个方面。发展至今,体育文化成为推动校园文化不断发展的强大动力。在校园体育文化中,校园文艺活动与体育活动一起遥相呼应,形成了文艺、体育不分家的场景。由此可见,创造这些校园文化的主体是在校师生。因此,学生就成为校园文化的主要创造者,同时,学生是受益者。根据这个群体的年龄与心理特点,作为校园文化重要载体的体育活动,就应该也具有与之相适应的活动,只要开展的体育活动能满足学生的需求和身心发展,学生就能积极主动地参与其中。

综上所述,校园体育文化是指在学校范围内表现出的一种多元性体育文化环境氛围。它需要依靠师生甚至学校后勤人员在内的多方共同参与才能实现,是一种在课堂体育教学、课外活动、校内外运动竞赛等活动中形成的物质财富与精神财富的总和。

(二)校园体育文化的分类与功能

校园体育文化是其中非常重要的组成部分,它是将校园作为空间,将师生作为参与的主体,采用身体练习的手段,将各类体育运动项目作为主要内容,有着独特表现形式的一种群体性文化。

对于校园体育文化,可以从广义和狭义两个层面来进行理解。从广义的层面来说,校园体育文化就是在学校现有的环境中,学校师生在体育教育、体育活动和体育学习等过程中创造出来的精神和物质的所有内容。从狭义上来说,校园体育文化是在学校的教学环境下,学生在教师的主导作用下,各种行为主体所创造出来的一种学校文化形态。

一部分体育学者及专家认为,校园体育文化具有多功能指向的特点,主要表现在以下几个方面。

第一,从教育视角来说,校园体育文化能够在一定程度上提高学生的思想品质,培养学生良好的道德观念和审美情趣,并有效完善学生的心理品质。

第二,从发展的视角来说,校园体育文化能够促进学生的身体、心理、智力和社会适应力等多方面的发展。

第三,从教养的层面来说,学生从中学习到的体育基本知识和基本技能,能促使学生养成一个良好的体育文化态度,并养成良好的学习兴趣和动机,提高主动学习的意识。

第四,从社会学的层面来说,校园体育文化能够很好地促使学生社会情感和社会意识得到提高,促进学生个体社会化,培养学生良好的社会活动能力,加强学生的人际交往能力。

总之,学生参加各种各样的校园体育文化活动,既能促进自身身体、心理、智力、人际交往能力等综合素质的发展,又能营造一个良好的校园体育文化氛围。

二、高校体育文化的发展趋势

近年来,我国积极推进市场经济体制改革,经济建设逐渐步入良性发展轨道。在经济体制变革的同时,高校的内部管理体制也在不断进行改革和发展,以适应社会发展的需求。在这一新的发展时期,高校应积极推行校园体育文化建设。在新的发展时期,高校校园体育文化呈现出了新的发展趋势,在进行校园体育文化发展过程中,应积极了解校园体育文化发展的动态,在此基础上制定相应的发展策略。

现阶段,我国高校校园体育文化的发展呈现出如下几方面的发展趋势。

(一)由精英型向大众型转变

我国的高等教育自 20 世纪 90 年代末以来,告别了"精英教育",迈向了"大众化教育"的时代。正如世界银行的一份调查报告指出的:"高等教育不再是一种奢侈品,而是生存的必需。"同时,由于我国经济的发展,体育社会化程度的加深,我国校园体育文化呈现出由精英型向大众型转变的态势。

(二)由单一型向多元型转变

21 世纪校园体育文化必将更加有效地反映社会发展和大众生活质量提高的要求,通过一系列的体育文化活动,进一步充实和完善其内涵,在传播体育文化知识、体育生活理念的过程中,全面培养学生的审美能力、创造能力,使校园体育文化的建构由"健身—教育、娱乐—激励"的单一型向"传播—审美—创新"三位一体的多元型转变。

(三)由相对封闭型向相对开放型转变

改革开放以来,特别社会主义市场经济转轨以来,学校终于拆除了"围墙",走出校门,走出国门。尤其是加入世贸组织后,各种文化包括体育文化的交流日趋频繁,文化的碰撞日趋激烈。这时,学校体育环境开始由相对封闭走向相对开放,并逐步由贫瘠走向丰富多彩。

(四)由自我型向社会型转变

校园体育文化自我型表现,是指在社会文化环境里学校以自我为中心,片面强调体育在学校自身发展中的地位和作用,过分关注自我价值。目前,学校的发展必须以承担社会责任为轴心,以服务社会需要为使命。事实证明,在社会主义市场经济体制由建立到逐步完善的过程中,校园体育文化迅速社会化的趋势越来越明显。特别是近几年来,中国竞技体育实力的增强,社会体育的推广和普及,大众体育需求的增加,校园体育文化已经进入由自我型向社会型转变的轨道,并以崭新的姿态不断丰富和完善新时期的校园体育文化的内涵。

三、高校体育文化发展的策略

(一)协调师生的需要与社会需要的关系

长期以来,我国只是注重社会需要的发展,而对于校园体育文化主体的需要考虑不足,使得体育教学往往不能充分调动主体的积极性。所以,应妥善处理好校园体育文化主体的需要与社会需要之间的关系,明确两者之间的地位关系。

校园体育文化主体对于文化发展的自身需要是促使文化长

期、健康与稳固发展的重要保证,如果不注重主体需要,则会使得校园文化发展流于形式,甚至出现一定的矛盾和冲突,使得校园体育文化难以形成一个有序、健康发展的文化系统。

虽然社会需要与校园体育文化主体需要具有一定的一致性,但是如果忽视主体在各个侧面不同层次的需要,也会在一定程度上影响社会需要的满足。校园体育文化主体需要得不到满足,则可能会在心理上对相应的文化教育产生厌倦,影响社会需要的实现。

校园体育文化主体需要是推动校园文化发展的重要推动力,而社会需要则是重要的外在影响因素。学生在发展过程中,可了解社会需要的发展动向,并将其内化为自身需要,实现体育文化的发展。

在开展相应的校园体育文化建设过程中,应积极对校园主体文化需要进行分析,了解其生理和心理特点,加强对其的沟通和理解,将满足主体需要作为各项体育工作的重要目的。在开展工作过程中,应将社会需要作为重要的基础,将其作为衡量校园体育文化的重要标准,促进其沿着健康的方向发展。通过各种方式,实现校园主体文化需要与社会需要之间的一致。[①]

(二)保持开放的态度

在校园文化建设过程中,首先应明确校园文化建设的主体是谁。校园文化建设的主体对文化的需要会产生相应的内在动力,促进其主观能动性的发挥,从而提高工作的效率。非校园体育文化建设主体的外部干预性能够加快文化建设的速度,避免少走一些弯路。但是这并不是说其效率更高。这主要是因为校园体育文化主体自身进行校园文化建设,能够更好地发展自身的能动性,建设的文化体系更加有机统一,更加稳定,校园文化的主体能

---

① 宋智勇.塑造我国高校校园体育文化发展全新模式的理性思考[D].武汉:华中师范大学,2003:21.

够更好地适应这一文化系统,其生命力更加旺盛。外部性干预机制下形成的校园文化系统,则可能与校园文化主体之间难以形成融洽的关系,难以相互适应。

因此,这就要求我们保持积极开放的态度,一方面,积极适应社会发展的需求,积极借鉴外部文化,实现文化的融合吸收,通过外部性干预机制来促进校园文化的建设;另一方面,应积极整合文化主体,实现文化主体素质的发展,提升主体的主观能动作用。[①]

(三)排除文化制约因素的影响

现阶段,校园体育文化发展在文化和认识方面的制约性因素包括四个方面,即人生价值取向、社会交往模式、价值本位类型和价值思维方式。应积极排除这些因素的影响。

(1)人生价值取向,通俗来讲就是人应该怎样地度过人生才算有意义。传统儒家思想认为,人们应"修身齐家治国平天下",在现实中越来越多的人考取公务员,就是这一思想的重要反映。

(2)社会交往模式,即人与人之间、人与社会之间应该遵从的规范。我国现代社会具有较强的"人情社会"特点,为人处世以"人情"为中心。

(3)价值本位类型,即在对事物进行价值评判时应该坚持的基本标准。

(4)价值思维方式,即在进行价值的选择与判断时,所运用的各种思维方式。

文化中有优秀的一面,也有糟粕的一面。校园文化中上述几方面的糟粕之处对于健康、积极校园文化的形成具有破坏性的影响,并且往往是根深蒂固的。而要想实现塑造体育文化发展的全新发展模式,就需要坚决抵制这些文化中的糟粕。我国积极倡导

---

① 宋智勇.塑造我国高校校园体育文化发展全新模式的理性思考[D].武汉:华中师范大学,2003:21.

建立社会主义核心价值观念的发展,提倡"八荣八耻",促进精神文明建设,这对于主导性制约因素的影响具有积极的意义。①

(四)积极促进体育资源的丰富和发展

1.加强体育教师的能力培养

学校体育教师队伍的建设,对校园体育文化氛围的创设起着决定性的作用。以体育教师和学校体育教育主管部门为首的校园体育文化教育队伍,肩负着传播知识、培养人才的重任,他们对学生重新认识体育、对体育产生兴趣和培养他们的体育观、体育精神、体育意识有直接的影响。不同的是,体育工作是脑力劳动和体力劳动相结合的工作,由此决定了体育教师工作的双重性:既要完成学校安排的体育课时,组织学生进行课外的体育活动,配合学校进行体育器材的选购和管理,又要进行学校体育的科学研究,提高学校体育的发展水平。

在这种不同以往的新要求下,体育教师必须具备较高的理论水平和实践能力,除业务方面外,体育教师还要拥有高尚的思想品质、爱岗敬业的精神,热爱学生、尊重学生。这些都需要体育教师的竭力付出,他们需要实质性的东西进行鼓励。因此,学校对体育教师的关心是非常重要的,如对工作量安排、工作福利保障、优秀教师职称的评选都应该给予特殊的照顾,这样,才会让体育教师在自己的事业中获得适当的满足感,并且真切感受到了尊重和劳有所获。

在校园体育文化建设中,体育教师起到了主导作用,是校园体育文化的传播者和指导者。这就使得体育教师首先要有较为浓厚的体育意识,这个意识拥有得是否恰当,直接决定了他们在校园体育文化建设中的主导作用。

---

① 宋智勇.塑造我国高校校园体育文化发展全新模式的理性思考[D].武汉:华中师范大学,2003:23.

之所以在意教师体育意识的问题,是因为现代许多学校的体育教师年轻、经验少,而且安于现状,疲于对校园体育文化的研究,如有的体育教师为了减轻工作强度而在活动开展时少设项目、疲于应付,或者压缩校运会的规模;有的体育教师把建设校园体育归结为培养体育尖子,对其他学生不闻不问;还有的在上体育课时做完准备活动后便让学生自由活动,自行组织篮球或足球比赛,而上室内体育课时大多是让学生自习。这说明教师对校园体育文化的认识程度不高,缺乏一种建设校园体育文化的责任感。因此,提高体育教师对校园体育文化的认识,首先要做的就是端正其教学态度,增强其对校园体育文化建设的责任感,并制定相关工作条例督促教师体育工作的进行。

2. 举办体育知识讲座与竞赛

校园体育文化较好的学校,经常会组织开展诸如体育知识讲座和体育竞赛等活动,并且在校学生也非常乐于主动参加,甚至期待学校组织这类活动。学生对活动的参与热情就成为校园体育文化外貌显现的主要方式。如此看来,如果组织这类活动和学生的期待吻合的话,那么,这些活动则可以成为学生获取相应体育知识和技能的重要通道。

具体来说,以组织的体育知识讲座为例,形式可以很多样,内容更是可以五花八门,不必非要限定在某个领域。有条件的学校举办讲座的主讲人可以是著名体育记者、体育运动员、教练员、管理人员;条件一般的学校讲座主讲人则可以是自己学校的体育教师。讲座的内容可以是某项运动的技战术技巧,某位知名运动员的成长经历,还可以是一些运动医学方面的内容,如常见球类运动性伤病的预防与紧急处理等。另一方面,可以聘请校外有知名度的体育专家或有所建树的运动员开设讲座,提高学生对体育的兴趣。

体育讲座与竞赛的形式固然非常有益,但这种活动并不是一次性就能见到成效的,它的成功需要一个长期的过程,属于一种量变的过程。因此,就要求校园体育知识讲座应该定期或不定期地进行,内容应该丰富多样。另外,开展体育知识竞赛也是学生获得体育知识和技能的有效方法。竞赛又可以分为笔试和现场口头抢答两种形式,这两种形式又各具特点。笔试参加人数多,答题面广,可以提高学生对体育文化知识的了解;口头抢答可以提高学生的反应能力和竞争意识。

3.体育场馆和设备建设

现代社会不断发展,人们对于体育活动的要求也逐渐提高,求新、求乐、求美成为很多学生的需求。而由于学校体育设施的不足,使得学生的需求不能得到满足。

体育经费投入不足是学校体育场馆设施建设落后最为直接的原因。因此,高校应转变观念,增加体育方面的经费投入,将体育设施作为评价校园教育环境的重要方面。建立相应的校园评估体系,将体育设施建设作为考核内容,促进学校在体育场馆实施方面投入的增加,从而形成高质量的校园体育物质文化。

第四节　加强运动安全监督

在运动锻炼中进行安全监督主要是为了实现以下目标。

(1)评定身体机能。在运动锻炼中开展医务监督工作,需要对运动者进行体检和机能测试,这有利于综合评定运动者的身体机能状况。体检和机能测试在不同的阶段和状态下(如安静状态、训练过程、恢复过程)都可以进行,具体要以不同的项目特点和要求为依据。

(2)监控运动锻炼。运动锻炼以发展身体机能潜力和提高健康体质为目的,运动者只有长期坚持训练,才能获得预期的效果。通过医务监督,可以对运动锻炼中的负荷进行控制,使其不超出运动者的生理极限,从而使运动者达到增强体质的目的,而且不会出现过度疲劳现象。

（3）消除运动疲劳。长期不间断地进行运动锻炼容易使身体和精神处于疲劳状态，也容易造成身体机能下降。因此，运动者应注重身体和精神疲劳的恢复，通过医务监督及时采取有效措施来预防疲劳，促进疲劳的恢复。

（4）预防和治疗运动伤病。运动者在长期的运动锻炼中难免会因为各种因素而出现运动伤病。所以，为了保障运动者的健康安全，使其顺利参与锻炼，需要重视运动性伤病的预防和处理，而通过医务监督可以及早发现伤病的前兆，从而能够及时采取有效措施，达到预防与治疗的效果。

一、判断与消除运动性疲劳

（一）运动性疲劳的概念

运动性疲劳指的是机体生理过程不能持续其机能在特定水平或各器官不能维持预定的运动强度的现象。运动性疲劳是一种生理过程，经休息和调整可以恢复正常。

（二）运动性疲劳的分类

1. 依据疲劳发生性质的分类

（1）生理性疲劳

生理性疲劳是一种工作能力及身体机能的暂时性降低的现象，具体表现为肌力下降、肌肉酸痛、肌肉和关节僵硬等症状。在日常生活、工作或体育运动中，由体能活动而引起的各器官系统机能能耗加大，是造成生理性疲劳的主要原因。生理性疲劳一般发生在以肌肉活动为主的运动训练、体力活动中。

（2）心理性疲劳

心理性疲劳是指在日常生活、工作或体育运动中,由于精神负担重,神经紧张性高,思想压力大而引起神经能量消耗加大,导致神经系统机能能力暂时性降低的现象。心理性疲劳一般发生在以脑力活动为主的运动训练、体育锻炼以及工作、学习和日常生活之中。情绪忧虑、精力不集中、思维能力下降、头晕头涨、反应迟钝、记忆障碍等是心理疲劳的主要症状表现。

（3）病理性疲劳

病理性疲劳指的是人们在平时的生活、工作或运动中,因为长时间进行刺激强度过大、时间过长、节奏过单调的体力或脑力等活动而引起的身体机能及神经功能调节紊乱和各器官的组织学改变,并导致思维及活动能力降低的现象。病理性疲劳通常发生在以肌肉活动为主的运动训练、体育锻炼以及以脑力活动为主的工作、学习之中。病理性疲劳如若病情严重,可能出现厌世情绪及轻生自杀或过劳死的危险事件。

2.依据疲劳发生部位的分类

以疲劳发生的部位为依据,可把运动性疲劳划分为以下三种类型。

（1）外周疲劳

外周疲劳是指在日常生活、工作或运动等体力活动中,因外周能量代谢障碍而引起的机体、机能能力暂时性降低的现象。

（2）中枢疲劳

中枢疲劳是指在日常生活、工作或运动等体力及脑力活动中,因神经及外周能量代谢障碍而引起的神经系统及机体、机能暂时性降低的现象。

（3）内脏疲劳

内脏疲劳是指在日常生活、工作或运动等体力活动中,因内脏器官能量代谢障碍而引起内脏器官及机体、机能能力暂时性降低的现象。

（三）运动性疲劳的判断方法

1.身体检查

在体育锻炼、运动训练和比赛中，采用身体检查的方法可以判断运动性疲劳，即通过观察运动者运动后身体的反应而对其疲劳状况进行判断，身体的反应主要表现在：脸色苍白、表情淡漠、眼神无光、打哈欠、反应慢、情绪改变；动作准确性、协调性、节奏性紊乱；比赛时技术发挥不好、运动成绩明显下降等。这时，结合相应的身体指标进行检查，有助于对运动者的疲劳程度进行判断。

通过身体检查，可以将运动性疲劳归纳总结为以下三种类型。

其一，形体疲劳。形体疲劳主要指肌肉、肌腱和韧带、骨和关节的疲劳。形体疲劳症状表现如下。

（1）肌肉、韧带和肌腱压痛广泛。

（2）肌肉酸痛、发紧、发硬；动作不协调、僵硬等。

（3）关节处肌腱、韧带和骨疼痛，有压痛、微肿或不肿。

其二，脏腑疲劳。脏腑疲劳主要指大负荷运动训练或比赛后机体脏腑功能失调和下降的现象。脏腑疲劳常见症状如下。

（1）面色淡白、气短懒言、头晕目眩、舌淡脉弱、心悸腰酸、神疲乏力等。

（2）脾胃功能失调、食积阻滞、食少腹胀、口淡无味、厌食。

其三，神志疲劳。神志疲劳主要指运动者精神和情志发生改变的现象。神志疲劳的症状主要有失眠不寐、精神不振、困倦厌训等。

2.生理机能检测

采用生理机能检测的方法判断运动性疲劳，通常采用以下指标。

（1）心率

心率具体涉及如下几个方面。

其一，基础心率。基础心率是指在安静、室温条件下，清晨、清醒、起床前静卧时的心率。基础心率反映机体最基本的机能状况，通常用清晨起床前的心率表示，机能正常时基础心率相对稳定。如果大运动负荷训练后，次日清晨起床前的基础心率较平时每分钟增加 10 次以上，若无其他任何原因，则认为有疲劳现象；如果连续几天持续增加，则表明疲劳累积，应及时对运动负荷进行调整。

其二，运动中心率。采用遥测心率方法可以测定运动中的心率变化，或用运动后即刻心率来代替。按照训练—适应理论，随着训练水平的提高，完成同样运动负荷时，心率有逐渐减少的趋势，如果在一段时间内，从事同样强度的定量负荷，运动中心率增加，说明运动者的身体机能状态不好。

其三，运动后心率恢复。人体进行一定的强度运动后，经过一段时间休息，心率可恢复到运动前状态。身体疲劳程度较深时，心血管系统机能下降，可使运动后心率恢复时间延长，可以此作为诊断疲劳程度的指标。

（2）血压

血压是反映疲劳程度的常用指标。

其一，晨血压。身体机能良好时，清晨时安静血压较为稳定。若安静血压比平时升高 20％左右且持续两天以上不恢复，说明机能下降或身体疲劳。

其二，运动状态下血压。一般情况下，收缩压随运动强度的加大而升高，舒张压不变或有轻度的上升或下降，但出现以下情况时说明已产生疲劳或过度疲劳。运动时脉压差增加的程度比平时减少，出现无力型反应，表明已产生中度或重度疲劳。若出现"无休止音"或梯形反应，表明已处于过度疲劳状态。

（3）肌肉力量

肌肉力量下降是运动性疲劳最明显的特征之一。运动后肌肉力量明显下降而且不能及时恢复,可视为肌肉疲劳。在评定疲劳时,可根据参与工作的主要肌群确定测试内容,如以上肢工作为主的运动可用握力或屈臂力量测试;以腰背肌工作为主的运动可选择背力测试等。常用的测试仪器有握力计、背力计等。测试时,首先在运动前连续测定若干次肌肉力量,计算出平均值,运动结束后,再以同样方式进行力量测定,如果肌肉力量平均值低于运动前水平,或几次力量测定值连续下降,即为肌肉疲劳。如果一次练习后连续几天肌肉力量不能恢复,则说明疲劳程度较重。

(4)小腿皮下水肿检查

用拇指压小腿胫骨前面皮肤,当出现因按压而留下皮肤凹陷不能立即消失则为阳性。凹陷的深浅与皮下组织液积聚和疲劳程度有关。

3.心理学评定

(1)观察评定

观察评定指的是在运动训练、体育锻炼过程中,对运动者在运动中的各种表现进行观察,从而确定运动内容和负荷,以提高运动效果。运动者在运动过程中表现出的心理疲劳症状一般有反应迟钝、注意涣散、精神恍惚、情绪烦躁、思维混乱、动作缓慢等。心理疲劳会严重影响到运动者的运动效果,因此,教练员或指导员对此要给予足够的重视。观察评定是一种容易操作的判别方法,但其评定的尺度很难掌握。另外,它对观察人员的综合素质要求较高,观察人员的疏忽很容易导致对心理疲劳评定的不准确。

(2)主观感觉评定

主观感觉评定主要根据负荷前和负荷后脉搏频率、收缩压和舒张压的改变及恢复程度进行评定,也适用于一次运动负荷试验,通常有下列五种反应类型。

其一,正常反应。负荷后脉搏和收缩压适度上升,两者大致平行,舒张压适度下降或不变。负荷后 3～5 分钟内脉搏和血压恢复至安静水平。

其二,紧张性增高反应。负荷后收缩压明显升高,舒张压也升高,脉搏显著增加,恢复时间延长。

其三,紧张性不全反应。负荷后舒张压极度下降,甚至在零毫米水银柱时仍能听到音响。如果这种现象持续 2 分钟以上,收缩压上升不明显,脉搏明显增加,恢复期延长,说明身体机能不良,或者是运动者早期过度训练的征象。如果这种现象持续时间不超过 1 分钟,负荷后的收缩压也较高,说明心肌收缩力较强,只因心率快,致使舒张期缩短,训练良好的运动员在激烈的竞赛后可能出现这种反应。

其四,无力反应。负荷后第一分钟收缩压上升不多,甚至下降,脉搏急剧增加,恢复期延长,这种现象表示心肌无力,每搏输出量减少,导致心率代偿性增加,运动者患病或过度锻炼时会出现此反应。

其五,梯形反应。负荷第一分钟收缩压上升不多,而第二、第三分钟收缩压升得很多,高于第一分钟,同时,脉搏明显增高,舒张压上升或不变,恢复期延长。当身体有病尚未恢复、运动者过度训练时均可出现这种反应。

(四)运动性疲劳的消除方法

发生运动性疲劳时,通常采用以下方法来消除疲劳。

1. 物理法

(1)拔罐

拔罐法常用于局部严重疲劳并伴有损伤者。通过拔罐时局部负压作用,使组织内的淤血散于体表,有助于组织代谢产物的吸收和排泄,从而消除疲劳。

(2)理疗

常用红外线、生物频谱仪、生物信息治疗仪等消除运动后的疲劳。理疗可以促进血液循环、改善血液供应,有利于营养物质的吸收和代谢产物的排泄,达到疲劳恢复的目的。

（3）吸氧及空气负离子疗法

吸氧可以促进新陈代谢，改善微循环，有助于消除疲劳。如果有条件，在大运动量训练后采用高压氧治疗，对消除疲劳有明显效果。空气负离子能改善肺的换气功能，增加氧吸收量和二氧化碳排出量，改善大脑机能，刺激造血机能，使红细胞、血红蛋白、血小板增加，血流速度加快，心搏输出量加大，扩张毛细血管，加速乳酸的代谢，因此，有助于消除疲劳。

2.心理法

（1）改变运动环境

当运动者厌烦运动锻炼时，可以进行相对长时间的休息，等这种厌烦心理平淡下来再继续锻炼，改变运动模式、环境、运动量和强度都能够改善心理状态。

（2）培养兴趣和爱好

可以培养运动者多方面的兴趣，如养花、书法、绘画、读书、听音乐等。有了这些爱好，其就可以自动调节情绪，舒解厌烦和郁闷心理了。

（3）自我调节，积极评价自己

其一，休息策略。运动者感觉状态不佳时要主动减轻运动量，适当休息，从而调整身体状态。

其二，表象和冥想。每天睡前、醒后把前一天练的动作要领在头脑中想一遍，再想想自己在哪方面做得不够，想象一下如果做好了成绩能达到什么样的程度，如能感觉好像在锻炼，效果一定会提高。

其三，自我积极暗示。运动者要学会自我调节，看到自己价值，给自己希望。成功时可以对自己说"做得好，你真棒"。失败时能很快调节自己，找自身的问题，定下一个目标，相信自己还有潜力，还会做得更好。

3.运动法

（1）肩部疲劳消除法

通过肩部疲劳消除法可以有效消除身体疲劳；增强活力，强化脊背、心脏的机能。主要方法有：仰卧、屈膝、用肩部和脚掌支撑身体、在酸痛的肩部停留 10 秒钟。时间为 1 分钟。

（2）胳膊疲劳消除法

通过胳膊疲劳消除法可以有效消除胳膊的酸痛和疲劳，消除懒倦。主要方法如下。

用手掌轻轻地摩挲整个酸痛的胳膊。

按顺序按摩小臂、肘部、三角肌。在按摩过程中用手指满指尖寻找硬化部分，然后，利用淋巴按摩法按摩。

要特别注意按摩胳膊上发麻和发硬的地方。

按摩肩部。

运用前后摇动的胳膊运动疗法。

时间为 3 分钟。

（3）腰部疲劳消除法

通过腰部疲劳消除法可以有效消除腰部酸痛和疲劳，使身体富有柔软性；扩张胸部。主要方法如下。

屈膝跪地或跪在床上，用双手抓住自己的脚脖子。身体后仰，胸部前倾。此时，要注意深呼吸，保持此姿势 6 秒钟。

腰部的淋巴按摩法：俯卧，轻轻按摩脊椎骨、腰部和臀部，要特别注意按摩淋巴停滞的地方。

动作需做 5 次，每次 6 秒钟。

（4）大腿疲劳消除法

大腿疲劳消除法可促进大腿和脚部疲劳的消除，促进脚部浮肿的恢复。主要方法如下。

坐下后一条腿弯曲。

用淋巴按摩法从脚脖子开始往上按摩。

特别注意要轻轻地按摩膝盖后部。

时间为 3 分钟。

（5）全身疲劳消除法

全身疲劳消除法可消除全身疲劳，解除身体压迫感，强化肠胃功能，增强耐力。主要方法如下。

仰卧,双手呈十字水平推开。

并拢双腿,举到头部上端。

把脚尖放在头前的地方静止 6 秒钟。

慢慢地把双腿复归原处。

时间为 30 秒钟。

4.其他方法

(1)按摩

运动前按摩。运动前按摩可使运动者保持良好的运动状态,增强肌肉力量、关节的灵活性和韧带的柔韧性,提高运动能力,预防伤病。

一般情况下,将按摩和准备活动结合起来,时间约 2～10 分钟,在运动前 15 分钟左右进行为宜。

运动中按摩能迅速消除疲劳,恢复体力,提高肌肉的兴奋性。运动中按摩应根据项目的特点和间歇的长短来定,采用短暂、兴奋的手法,一般是对负荷大的肌群进行按摩。按摩时间不超过 1 分钟。

运动后按摩,也叫"恢复按摩",目的是消除疲劳,恢复体力。一般在运动结束后进行,也可在洗澡后或晚上睡前进行。如果感到十分疲劳,可先休息 2～3 小时后再按摩。

(2)沐浴

温水浴可以促进人体血液循环,有利于疲劳肌肉的物质代谢,是一种简单易行的消除疲劳方法。水温不宜过高,以 40℃为宜,时间为 10 分钟左右,如果超过 20 分钟,就会使疲劳加重。

蒸汽浴就是将蒸汽通入特制小屋或关闭的房间内,造成一个高温、高湿的环境,促进人体的排汗。

桑拿浴是利用高温干燥的环境,加速血液循环,使人体大量排汗,从而使体内的代谢产物能及时排出体外。桑拿浴时间不宜过长,每次停留 5 分钟左右,最好与温水浴交替进行,反复 4～5次。桑拿浴一般不要在运动结束后即刻进行,以免造成脱水和加重疲劳。运动结束后,休息一段时间,补充足够的水和营养物质后进行桑拿浴,会获得更好的效果。

(3)听音乐

音乐具有很强的奇特效果。音乐可以缓解人体中枢神经系统的疲劳,调节呼吸、循环系统功能,对骨骼肌能产生影响。特别是低音域的音乐和歌曲,有镇静、镇痛、增强记忆力、改善注意力的作用。选曲时应考虑运动者的情绪、文化素质和音乐欣赏能力。

二、预防与处理运动性伤病

(一)运动性伤病的概念

运动性伤病一般是指由于健身运动、运动训练或比赛安排不当而造成人体内环境紊乱的一类疾病或综合征。在体育运动中,运动性胃肠道综合征、晕厥、运动性贫血、运动性血尿、运动中腹痛、肌肉痉挛、运动性中暑、运动性低血糖症、运动性哮喘、运动性猝死等都是常见的运动性伤病。

(二)常见运动性伤病的预防与处理

1.运动性腹痛

运动性腹痛是指在运动过程中或运动结束后,由运动而引起的腹痛现象。造成这一疾病的常见原因如下。

(1)慢性疾病。在运动时病变部位受刺激引发疼痛,同时,髂腰肌拉伤及血肿,会导致腹痛。

(2)运动者体质水平差,运动时心肌血液搏出无力,导致静脉回流发生障碍,回流血聚积肝脾淤血性肿大,肝脾包膜张力增加,经受牵拉而产生疼痛。

(3)运动前吃得过饱、喝水过多或空腹运动,胃部受到牵拉与

～，引起腹疼。

（4）运动中排汗较多，体内盐分大量流失，导致代谢紊乱和疲劳，从而引起腹直肌痉挛而疼痛，这种情况多发生在运动后期。

导致运动性腹痛的原因不同，症状就有一定的差异。

（1）由呼吸肌痉挛或活动紊乱引起的腹痛多为锐痛，肋部和下胸部是主要疼痛部位。

（2）由肝脾淤血肿胀引起的腹痛多为钝痛、胀痛或牵扯性痛，左腹部是主要疼痛部位。

（3）由胃肠道痉挛或功能紊乱引起的腹痛多为钝痛、胀痛甚至绞痛，肚脐周围、左下腹是主要疼痛部位。

预防措施有如下几种。

（1）在运动时出现右上腹痛，应加强全面身体练习。

（2）因腹内或腹外疾病所致的腹痛，以治疗原发疾病为主，再配合对症治疗。

（3）科学锻炼，循序渐进地增加运动量，运动前不要过饱或过饥，准备活动要充分。饭后 1.5～2 小时才可进行剧烈活动。

处理措施如下。

（1）运动中出现腹痛，应降低运动速度，用手压患部，加深呼吸，调整呼吸与运动节奏。若疼痛未减轻，反而加剧，应停止运动。

（2）肠胃痉挛时可口服溴丙胺太林（每次一片）或掐点内关、足三里、大肠俞等穴位。

（3）腹直肌痉挛时可进行局部按摩或背伸牵拉腹肌。

2.运动性贫血

运动性贫血指的是血液中红细胞数目及血红蛋白量低于正常生理数值的现象。

引起运动性贫血的原因有很多。运动者在运动过程中如果生理负担量过大，则可导致运动性贫血。其类型个别为混合型贫血，少数为溶血性贫血，多为缺铁性贫血。从发生率上看，年龄小的运动者高于年龄大的,女性高于男性。血红蛋白是红细胞的主要成分,正常人血红蛋白的浓度和红细胞的数量密切相关。一般情况下,血液中红细胞数量越多,血红蛋白浓度就越高。机体在正常情况下每天都有一定数量的红细胞在新生和衰亡,两者之间维持着动态平衡,使血液中红细胞数目与血红蛋白保持在相对稳定的水平上。一旦这种平衡受到破坏,即可导致贫血。

运动性贫血主要表现为头晕、乏力、易倦、记忆力下降、食欲差等症状。运动时症状较明显,常伴有气促、心悸等症状,主要的体征为皮肤和面目苍白,心率较快,心尖区可听到收缩期吹风样杂音等。影响症状轻重程度的主要是血红蛋白数量及运动负荷大小。

预防措施如下。

(1)合理安排运动量和运动强度,遵守循序渐进和个别对待原则。

(2)进行大运动量运动时进行预防性补铁。

(3)多食含蛋白质丰富的食物,克服偏食习惯。

(4)运动与进食之间应有合理的间隔。

处理措施如下。

(1)适当减少运动量,必要时应停止运动与训练。

(2)改善营养,尤其是补充富有蛋白质和铁的食物。

(3)口服硫酸亚铁片剂,每日三次,每次 0.3 克,饭后服用,对治疗缺铁性贫血有明显效果。

3.运动性血尿

正常人的尿液中没有红细胞。而在剧烈运动后引起显微镜下血尿,经检验无原发病者,称为“运动性血尿”。

运动性血尿的产生原因包括如下两个方面。

(1)剧烈运动时人体血液重新分配,大量血液要流向与运动有关的器官,此时肾脏的血流量减少使肾小球缺血,故血液中乳酸含量增加、肾小球通透性增加、过滤机能下降,使蛋白质和红细出,出现蛋白尿和血尿。

(2)剧烈运动时由于肾脏遭受震动或打击,引起肾脏充血或损伤而造成血尿。

运动性血尿多在运动后即刻突然出现,其严重程度与运动负荷量和强度有关,除血尿外无其他任何体征。出现血尿后,只要停止运动,一般不超过3天即可完全消失。

预防措施如下。

(1)运动者根据自己的体质情况和运动水平科学进行锻炼,避免超负荷运动。

(2)有器质性疾病者不能参与大负荷量运动。

(3)加强医务监督。

处理措施如下。

(1)出现血尿者应停止运动,进行检查。若属运动性血尿,应减少运动负荷量,进行药物治疗。

(2)若属器质性疾病,应针对病因进行治疗,避免进行剧烈运动。

4. 中暑

人体温度在36.5℃～37℃之间属于正常。在天气太热的情况下,人体内的温度不易散发;参与较长时间的运动时,身体热量急剧增加,体温的调节作用不能及时把热量散发出去。在这两种情况下,就可能使体内的热量慢慢地积累起来,体温较高,热的发散力又较小,长时间运动时体温可能升到39～40℃。体温剧烈升高,引起身体的整个机能,特别是大脑机能发生障碍,导致中暑。

另外,在夏天强烈日光下照射时间太长,对身体也会产生不良影响,这就是常说的日射病。日光中有一种红外线,这种光线在夏天太阳光中格外强烈,长时间受日光照射时,红外线就能透过人的毛发、皮肤、头骨射到脑膜和脑细胞,从而使大脑发生病态变化,也能引起中暑。

中暑时的一般症状有头痛、头晕、眼发黑、心慌、心跳、气喘、口渴、恶心、皮肤发烫、抽筋等,严重时有昏迷,不省人事等症状。

预防措施如下。

(1)尽量不在炎热的时间进行运动(除游泳外)。在高温炎热的夏季,应适当调整作息制度,延长午休时间。在上午或傍晚进行耐力性项目的练习或训练,练习时间不宜过长。

(2)如果必须在高温天气下进行运动,要做好防暑工作,如戴遮阳帽,以防日光直射;穿浅色或白色的衣服,衣服质料轻松,宽大、透气,以利于热量发散。

(3)如发现大量出汗、疲乏、恶心、头昏等早期中暑先兆,应立即停止运动。

(4)运动过程中增加休息次数,最好到阴凉处休息。运动时间不可过长。

(5)休息时喝加盐的凉开水,不但可以补充体内因出汗而缺少的盐分,还可以限制一部分水不至于大量排出,对身体有益。

处理措施如下。

(1)迅速使患者脱离热环境,到阴凉通风处休息,并采取降温、消暑措施,如解开衣扣,喝清凉饮料,服用人丹、十滴水或藿香正气水等防暑药物。

(2)对高热中暑病患者,主要采用物理降温或合并药物降温的方法,如冷敷、冷水淋浴、冰袋冷敷、50%酒精擦浴等紧急降温措施。

(3)对日射病患者,重点是进行头部降温,让患者仰卧,垫高头部,用冰袋冷敷额部或以50%酒精(或白酒)擦身。

(4)热痉挛及热衰竭病患者主要是补充生理盐水或葡萄糖生理盐水,可大量口服含盐的饮料。

如果症状严重或上述方法不奏效,必须及时送医救治。

参考文献

[1]《国家学生体质健康标准解读》编委会.国家学生体质健康标准解读[M].北京:人民教育出版社,2007.

[2]陈松娥.运动健身与合理营养[M].长沙:湖南大学出版社,2007.

[3]顾丽燕.运动医务监督[M].北京:北京体育大学出版社,2009.

[4]国家体育总局.运动健身指南[M].北京:人民体育出版社,2011.

[5]何玲.球类运动手册[M].北京:金盾出版社,2012.

[6]胡安义,肖信武.高校篮球技战术教学与实战训练[M].北京:人民体育出版社,2010.

[7]黄敬亨.健康教育学[M].4版.上海:复旦大学出版社,2003.

[8]黄敬亨.健康教育学[M].上海:复旦大学出版社,2010.

[9]李建臣,任保国.青少年体能锻炼与体质健康[M].北京:化学工业出版社,2014.

[10]刘丹,赵刚.青少年足球训练纲要与教法指导[M].北京:人民体育出版社,2011.

[11]刘胜,张先松,贾鹏.健身原理与方法[M].武汉:中国地质大学出版社,2010.

[12]刘星亮.体质健康概论[M].武汉:中国地质大学出版社,2010.

[13]刘永祥.健康体育与养生保健[M].北京:北京体育大学出版社,2006.

[14]王鹏.大学生体质之研究[M].哈尔滨:东北林业大学出版社,2007.

[15]杨翼,李章华.运动性疲劳与防治[M].北京:北京体育大学出版社,2008.

[16]张钧,张蕴琨.运动营养学[M].北京:高等教育出版社,2010.

[17]张绍礼.青少年体质健康干预的研究[M].沈阳:东北大学出版社,2012.

[18]张枝梅,冯明新.球类运动[M].北京:化学工业出版社,2012.

[19]邹克扬,贾敏.运动医学[M].北京:北京师范大学出版社,2010.

[20]党权.我国青少年体质健康促进政策历史变迁研究[D].南京:南京师范大学,2014.

[21]宋智勇.塑造我国高校校园体育文化发展全新模式的理性思考[D].武汉:华中师范大学,2003.

[22]张颐.青少年体质状况的客观影响因素及对策研究——以江苏省为例[D].苏州:苏州大学,2016.

[23]鲍明晓.我国青少年体育事业发展现状[J].山东体育学院学报,2012(4):1—8.

[24]江新华.健康中国视域下青少年体质健康与促进研究[J].青少年体育,2017(11):111—112.

[25]李冲,史曙生.我国青少年体质健康促进政策评估现存问题及改进思路[J].体育学刊,2015(5):68—72.

[26]李红娟,王正珍,罗曦娟.美国青少年体质测定系统的演进.北京体育大学学报,2013(36):51—58+70.

[27]马新东,刘波,程杰.美国青少年体质研究探析及对我国的启示[J].体育与科学,2010(31):81—83+108.

[28]孙慧.河北北方学院学生体质健康状况研究[J].河北北方学院学报,2006(4):71—73.

[29]王静.浅谈素质教育背景下的河北高校体育教学改革[J].当代体育科技,2016(1):94—95.

[30]肖林鹏.我国青少年体育需求问题的理论思考[J].西安体育学院学报,2012(3):257—261.

[31]杨桦.深化"阳光体育运动",促进青少年体质健康[J].北京体育大学学报,2011(1):1—4.

[32]岳保柱.构建我国青少年体质健康促进服务体系的若干思考[J].西安体育学院学报,2011(4):453—457.

[33]张青.论家庭教育与青少年健康成长[J].现代教育科学,2012(6):20—22.

[34]周进国,周爱光,王梦,夏江涛,李冰.中日青少年体质监测比较研究[J].体育文化导刊,2013(2):37—40.